Ulrich Clement • Wolfgang Senf

Transsexualität

Behandlung und Begutachtung

Transsexualität

Behandlung und Begutachtung

Herausgeber

Ulrich Clement, Heidelberg
Wolfgang Senf, Essen

Mit 11 Tabellen

Schattauer Stuttgart New York

Herausgeber

Privat-Dozent Dr. U. Clement
Psychosomatische Klinik der Universität Heidelberg
Thibautstraße 2

69115 Heidelberg

Professor Dr. med. W. Senf
Klinik für Psychotherapie und Psychosomatik
Universitätsklinikum Essen
Virchowstraße 174

45147 Essen

Die Deutsche Bibliothek – CIP-Einheitsaufnahme

Transsexualität : Behandlung und Begutachtung ; mit
11 Tabellen / Hrsg. Ulrich Clement ; Wolfgang Senf . - Stuttgart ;
New York : Schattauer, 1996
ISBN 3-7945-1742-3
NE: Clement, Ulrich [Hrsg.]

Printed in Germany

Satz, Druck und Einband: Allgäuer Zeitungsverlag GmbH, Kotterner Straße 6, D-87435 Kempten, Germany
Gedruckt auf chlor- und säurefrei gebleichtem Papier.

ISBN 3-7945-1742-3

Vorwort

Betreuung, Behandlung und Begutachtung transsexueller Patienten werfen besondere Probleme auf. Alle Beteiligten sind mit unterschiedlichen und zum Teil auch widersprüchlichen Regeln, Gesetzen, Empfehlungen, Vorschriften, Bedingungen, Ablaufschemata konfrontiert, deren Verbindlichkeit unklar ist. Die innere Logik des koordinierten Behandlungsablaufs von psychotherapeutischer, hormoneller und chirurgischer Behandlung kann ebenso verwirren wie die Unterschiedlichkeit der Gutachten für verschiedene Zwecke und Adressaten. Das gilt nicht nur für die betroffenen Patientinnen und Patienten, sondern auch für die jeweiligen psychotherapeutischen, operativen, endokrinologischen, sozialarbeiterischen, gutachterlichen und juristischen Experten.

Transsexualität erfordert einen interdisziplinären Versorgungsansatz. Die ungewöhnliche Verbindung der verschiedenen Fachdisziplinen erfordert eine gute Kenntnis der jeweils anderen Perspektiven und Maßstäbe. In der Praxis kommt diese Kenntnis allerdings selten über das notwendigste Minimum hinaus. Diese Begrenzungen des fachspezifischen Blickes, aber auch die Entscheidungsschwierigkeiten angesichts des irreversiblen Weges, den die Patienten gehen wollen, verstärken den Wunsch nach regelhaft definierten Behandlungsstandards.

Dazu möchte dieses Buch einen Beitrag leisten. Es ist für alle geschrieben, die an der interdisziplinären Versorgung beteiligt sind. Die Autoren sind langjährig mit den Einzelheiten von Behandlung und Begutachtung vertraut. Obwohl nicht alle Details von allen Autoren gleich gesehen werden, besteht über die Grundlagen und das praktische Vorgehen Konsens. Angesichts immer wieder vorkommender unglücklicher Verläufe, denen immer auch eine schlechte Koordination und Kooperation der beteiligten Behandler zugrunde liegt, ist ein solcher Konsens unverzichtbare Voraussetzung in der unübersichtlichen Landschaft der komplizierten Zuständigkeiten.

Das Buch konzentriert sich auf alle für die Diagnosestellung, für die Psychotherapie, für die hormonelle und operative Behandlung sowie für die Begutachtung relevanten Fragen. Der auf die Anwendung bezogene Akzent schließt eine Reihe von Fragen aus. So sind epidemiologische und ätiologische Fragen gar nicht angesprochen, auch wird auf auf klinisch-theoretische und soziologische Erörterungen zu Geschlecht und Zweigeschlechtlichkeit verzichtet. Im Anhang findet sich der Text des Transsexuellengesetzes von 1981 und die vollständige derzeit gültige Version der »Standards of Care« der Harry Benjamin International Gender Dysphoria Association mit einem Kommentar ihres gegenwärtigen Präsidenten Friedemann Pfäfflin.

Wir hoffen, daß dieses Buch dazu beiträgt, die Kooperation der Beteiligten im Interesse der Patienten zu vereinfachen und zu verbessern.

Heidelberg und Essen, im Februar 1996

Ulrich Clement
Wolfgang Senf

Inhaltsverzeichnis

Autorenverzeichnis

Ulrich **Clement**
Priv.-Doz. Dr.phil. Dipl.-Psych.
Psychosomatische Klinik
der Universität Heidelberg
Thibautstraße 2
69115 Heidelberg

Wolfgang **Senf**
Prof. Dr. med.
Klinik für Psychotherapie
und Psychosomatik
Rheinische Landes- und Hochschulklinik
Universitätsklinikum Essen
Virchowstraße 174
45147 Essen

Maria Sabine **Augstein**
Rechtsanwältin
Altes Forsthaus 12
82327 Tutzing

Dieter **Banaski**
Dr. med.
Medizinischer Dienst der
Krankenversicherung Nordrhein
Beratungs- und Begutachtungszentrum
Welschnonnenstraße 3
53111 Bonn

Wolf **Eicher**
Prof. Dr.med.
Diakonissenkrankenhaus Mannheim
Speyerer Straße 91
68163 Mannheim

Peter **Kanstein**
Richter
Amtsgericht Dortmund
Bremer Straße 7-11
44135 Dortmund

Götz **Kockott**
Prof. Dr.med.
Psychiatrische Klinik und Poliklinik
der Technischen Universität München
Klinikum rechts der Isar
Ismaninger Straße 22
81675 München

Friedemann **Pfäfflin**
Prof. Dr. med.
Abteilung Psychotherapie
Klinikum der Universität
Am Hochsträß 8
89081 Ulm

1 Diagnose der Transsexualität

Ulrich Clement, Wolfgang Senf

1.1 Symptomatik

Transsexuelle leben in dem Bewußtsein, dem anderen Geschlecht anzugehören. Der Kern des transsexuellen Erlebens ist das Leiden an der Diskrepanz zwischen körperlichem Geschlecht und subjektiver Geschlechtszugehörigkeit: Das körperliche Geschlecht wird zwar realistisch wahrgenommen, subjektiv aber als falsch empfunden. Diese Diskrepanz ist absolut in dem Sinne, daß das subjektive Zugehörigkeitsgefühl zum Gegengeschlecht als unveränderbare, zweifelsfreie Identität erlebt wird. Entsprechend versuchen transsexuelle Menschen, ihre körperlichen Geschlechtsmerkmale durch äußere Erscheinung (Kleidung, Frisur), durch gegengeschlechtstypisches Verhalten und durch hormonelle und chirurgische Behandlung ihrem subjektiven Erleben anzugleichen.

1.2 Verlaufsformen

Transsexuelle Entwicklungen verlaufen individuell sehr unterschiedlich. Sie können sehr früh beginnen, so daß die Betreffenden die Erinnerung haben, »immer schon« transsexuell gewesen zu sein. Es gibt aber auch späte Verlaufe, die sich erst im dritten, in Einzelfällen sogar erst im vierten Lebensjahrzehnt zu einer transsexuellen Symptomatik verdichten. Auch der transsexuelle Wunsch variiert stark. Er kann lediglich die innere, aber nicht öffentlich gezeigte Gewißheit der gegengeschlechtlichen Zugehörigkeit umfassen. Er kann sich auf den Wunsch nach Akzeptanz im öffentlichen und privaten Leben beziehen, aber nicht den Schritt hormoneller und operativer Eingriffe umfassen. Auch der Operationswunsch kann sich bei einzelnen nur auf das Entfernen des verhaßten Genitals oder der weiblichen Brust beschränken, ohne daß der chirurgische Aufbau eines gegengeschlechtlichen Genitals intensiv gewünscht wird. Schließlich ist der Wunsch nach plastisch-chirurgischer Perfektion und entsprechenden operativen Nachbesserungen bei manchen Transsexuellen kaum, bei anderen ganz intensiv ausgeprägt.

Erst mit dem Wissen um die große Variationsbreite transsexueller Entwicklungen ist es sinnvoll, von »typischen« i.S. von häufigen Verläufen zu sprechen. »Typische« Verläufe sind nicht unbedingt die authentischeren oder prognostisch berechenbareren Verläufe.

Häufig werden erste Zeichen eines Unwohlbefindens mit dem biologischen Geschlecht im Lebensbericht von Transsexuellen bereits in die Kindheit datiert, mit einer Verschärfung des Leidens um die Pubertätszeit, wenn sich das biologische Geschlecht in der äußeren Erscheinung durchsetzt, bei Männern mit der ersten Ejakulation, bei Frauen mit der Menarche. Diese früh beginnende und stabil bleibende Verlaufsform wird, in Anschluß an die Arbeiten von Person und Ovesey (1974 a,b), in der Literatur und auch in der klinischen und Gutachtenpraxis verschiedentlich als »primäre Transsexualität« beschrieben, häufig mit der Implikation, damit die »echte« Transsexualität zu kennzeichnen. Die in späteren Lebensphasen sich manifestierenden transsexuellen Symptome, entsprechend »sekundäre Transsexualität« genannt, sind aber nicht weniger echt. Wenn man von der bewertenden Gleichung von »primär = echt« absieht, ist die Unterscheidung von primärer und sekundärer Transsexualität auf deskriptiver Ebene durchaus sinnvoll.

Entsprechendes gilt für den transsexuellen Wunsch. Der häufigste Fall umfaßt alle genannten Aspekte, also sowohl das öffentliche, berufliche und private soziale Auftreten im Wunschgeschlecht mit einem entsprechenden Vornamen, als auch die weitgehende hormonelle und operative Veränderung. Auch hier gilt, daß Variationen außerhalb des häufigsten Falls die Echtheit des Wunsches nicht in Frage stellen. Insbesondere stellt ein Zögern in bezug auf die Operation keineswegs die Transsexualitäts-Diagnose in Frage.

1.3 Diagnose

Trotz einer weitgehenden nosologischen Einigkeit decken sich Definition und Diagnose der Transsexualität in den großen diagnostischen Klassifikationssystemen ICD und DSM nicht vollständig.

Die von der Weltgesundheitsorganisation herausgegebene und in den meisten europäischen Ländern verwendete **ICD** (International Classification of Diseases) ordnet in ihrer aktuellen Version ICD-10 unter den Persönlichkeits- und Verhaltensstörungen (F6) die »Störungen der Geschlechtsidentität« (F64) ein. Diese sind damit einerseits neben die spezifischen Persönlichkeitsstörungen (F60), andererseits neben zwei andere Gruppen sexueller Störungen geordnet, nämlich die »Störungen der Sexualpräferenz« (F65), also die in anderen Theoriezusammenhängen Perversionen, sexuelle Deviationen oder Paraphilien genannten Störungen, und die »psychischen und Verhaltensstörungen in Verbindung mit der sexuellen Entwicklung und Orientierung« (F66), also Unsicherheiten der hetero-, homo- oder bisexuellen Orientierung.

Innerhalb der Kategorie F64 werden »Transsexualismus« (F64.0), »Transvestitismus unter Beibehaltung beider Geschlechtsrollen« (F64.1), »Störung der Geschlechtsidentität des Kindesalters« (F64.2) und die beiden Restkategorien »andere Störungen der Geschlechtsidentität« (F64.8) und »nicht näher bezeichnete Störung der Geschlechtsidentität« (F64.9) aufgeführt.

Die **ICD-10** definiert den Transsexualismus als den »Wunsch, als Angehöriger des anderen anatomischen Geschlechtes zu leben und anerkannt zu werden. Dieser geht meist mit dem Gefühl des Unbehagens oder der Nichtzugehörigkeit zum eigenen Geschlecht einher. Es besteht der Wunsch nach hormoneller und chirurgischer Behandlung, um den eigenen Körper dem bevorzugten Geschlecht soweit wie möglich anzugleichen«. Als diagnostische Leitlinie wird gefordert: »Die transsexuelle Identität muß mindestens 2 Jahre durchgehend bestanden haben und darf nicht ein Symptom einer anderen psychischen Störung, wie z.B. einer Schizophrenie, sein. Ein Zusammenhang mit intersexuellen, genetischen oder geschlechtschromosomalen Anomalien muß ausgeschlossen sein.« (Dilling et al. 1991, S.226.)

Das von der American Psychiatric Association herausgegebene und in Nordamerika gültige **DSM** ordnet in seiner seit 1994 geltenden Version des **DSM-IV** den Transsexualismus krankheitstheoretisch der Kategorie »Sexuelle und Geschlechtsidentitätsstörungen« zu. In dieser Version wird davon ausgegeangen, daß der bisherige Leitbegriff Transsexualismus zu eng gefaßt ist, weil er von einem relativ randscharfen Phänomen ausgeht, dessen Diagnose sehr eng an eine Operationsindikation gekoppelt ist. Er wird deshalb ganz aufgegeben zugunsten eines unschärferen, aber phänomenadäquateren Begriffs der Geschlechtsidentitätsstörung, welcher der Vielfalt dieser Störungen hinsichtlich Schweregrad, Konstanz und Verlauf eher gerecht wird.

Der Kern der Diagnose einer Geschlechtsidentitätsstörung ist die Verbindung einer gegengeschlechtlichen Identifikation mit einem Unbehagen mit dem eigenen Geschlecht. Im einzelnen fordert das DSM-IV:

»A. Eine starke und anhaltende gegengeschlechtliche Identifikation (nicht nur der Wunsch, einen vermeintlichen Vorteil davon zu haben, dem anderen Geschlecht anzugehören).
Bei Kindern, wenn mindestens 4 der folgenden Kriterien erfüllt sind:
(1) wiederholt geäußerter Wunsch oder Beharren darauf, daß er oder sie dem anderen Geschlecht angehört;
(2) bei Jungen Neigung zum Tragen weiblicher Kleidung oder zum Nachahmen weiblicher Körpersprache; bei Mädchen das Beharren darauf, dem männlichen Stereotyp entsprechende Kleidung zu tragen;
(3) starke und anhaltende Vorlieben für gegengeschlechtliche Rollen bei Phantasiespielen oder anhaltende Phantasien, dem anderen Geschlecht anzugehören;
(4) intensiver Wunsch, an Spielen und Freizeitvergnügen des anderen Geschlechts teilzunehmen;
(5) starke Vorliebe für Spielkameraden des anderen Geschlechts.

Bei Jugendlichen und Erwachsenen manifestiert sich die Störung durch Symptome wie den ausdrücklichen Wunsch, dem anderen Geschlecht anzugehören, wenn er/sie häufig dem anderen Geschlecht zugehörig gehalten wird, den Wunsch, im anderen Geschlecht zu leben oder so behandelt zu werden oder die Überzeugung, die typischen Gefühle und Reaktionweisen des anderen Geschlechts zu haben.

B. Anhaltendes Unbehagen mit dem eigenen biologischen Geschlecht oder das Gefühl von Unstimmigkeit in der zugeschriebenen Geschlechtsrolle.
Bei Kindern manifestiert sich die Störung durch folgende Symptome:
Bei Jungen, wenn sie erklären, daß der Penis oder die Hoden abstoßend seien oder verschwinden werden, oder wenn sie erklären, daß es besser wäre, keinen Penis zu haben, oder eine Aversion gegen ruppiges Spielen und die Ablehnung von Spielzeug, Spielen und Aktivitäten, die als typisch für Jungen gelten.

Bei Mädchen, wenn sie es ablehnen, im Sitzen zu urinieren oder wenn sie erklären, daß sie einen Penis haben oder haben wollen oder wenn sie betonen, kein Brustwachstum und keine Menstruation haben zu wollen, oder anhaltende Aversion dagegen, die üblichen Frauenkleider zu tragen.
Bei Jugendlichen und Erwachsenen manifestiert sich die Störung, wenn folgende Kriterien erfüllt sind: die dauernde Beschäftigung damit, die primären oder sekundären Geschlechtsmerkmale loszuwerden (z.B. Nachfrage nach Hormonen, Operationen oder andere Maßnahmen, um körperlich die Geschlechtsmerkmale so zu verändern, daß sie dem anderen Geschlecht nahekommen) oder der Glaube, im falschen Geschlecht geboren zu sein.

C. Die Störung kommt nicht zusammen mit einer körperlichen Intersexualität vor.

D. Die Störung führt zu klinisch signifikantem Distress oder zu Funktionsbeeinträchtigungen in sozialen, beruflichen oder anderen wichtigen Lebensbereichen.

Für geschlechtsreife Personen ist der Verlauf der sexuellen Orientierung anzugeben: zu Männern, zu Frauen, zu beiden, zu keinen von beiden« (Übers. der Verf.).

Taxonomisch sind die die sexuellen und Geschlechtsidentitätsstörungen als eigene diagnostische Kategorie auf derselben Stufe zusammengefaßt wie Angststörungen, affektive Störungen oder somatoforme Störungen.

1.4 Differentialdiagnose

Differentialdiagnostisch muß die Transsexualität i.w. von vier ähnlichen Krankheitsbildern bzw. Verhaltensweisen unterschieden werden, vom (fetischistischen) Transvestitismus, von effeminiertem homosexuellem Verhalten, von Geschlechtsidentitätsverkennungen als Symptome einer Psychose und von Formen der Intersexualität.

Unter fetischistischem **Transvestitismus** wird die Neigung verstanden, sich Kleider, oft auch Schuhe und Perücke des andern Geschlechts anzuziehen, um sich sexuell zu erregen. Das ist nicht an das Bewußtsein oder den Wunsch gebunden, selbst dem anderen Geschlecht zuzugehören. Die Kleidung ist hier nicht Ausdruck der eigenen Person, sondern fetischistisches Objekt der sexuellen Erregung. Das Kleidertragen des Transsexuellen ist anders motiviert, nicht durch sexuelle Erregung, sondern als Ausdruck des Identitätsempfindens. Anders ausgedrückt, ist für den Transvestiten die Kleidung Objekt, für den Transsexuellen Teil des Selbst. Die kategorial eindeutige Unterscheidung läßt sich im diagnostischen Einzelfall allerdings nicht immer so klar treffen. Nicht selten berichten Transsexuelle von früheren transvestitischen Phasen im Lauf ihrer transsexuellen Entwicklung. Auch wird von männlichen Transvestiten gelegentlich berichtet, daß sie sich bei Masturbationsphantasien selbst als Frau vorstellen, mit der sie sexuell verkehren.

Im äußeren Erscheinen verwandt ist das **effeminierte Verhalten** mancher **homosexueller Männer.** Dies wird aber im wesentlichen spielerisch gezeigt und ist vor allem interaktionell motiviertes Verhalten, das einem Gegenüber gilt. Dabei ist nicht von einer Geschlechtsidentitätsstörung auszugehen.

Geschlechtsidentitätsstörungen können im Rahmen einer **psychotischen Symptomatik** vorübergehend auftreten. Die psychotische Qualität dieses Erlebens ist gerade dann schwer festzustellen, wenn die Geschlechtsidentitätsstörung das einzige produktive Symptom ist. Sie läßt sich nur durch eine Verlaufsdiagnose ausschließen. Das Vorliegen einer psychotischen Erkrankung in der Vorgeschichte allein ist noch kein Ausschlußkriterium für eine Transsexualitätsdiagnose. Eine psychotische Erkrankung kann im Sinne einer Komorbidität neben einer Transsexualität bestehen.

Geschlechtsidentitätsstörungen können die Folge einer chromosomal oder hormonell bedingten **Intersexualität** sein. Es ist strittig, ob der Nachweis einer intersexuellen Störung die Diagnose Transsexualität ausschließt. Das DSM-IV definiert eine solche Ausschlußdiagnose. Diese Ansicht wird von verschiedenen Experten nicht geteilt. Auch wir halten eine Ausschlußdiagnose nicht für zwingend. Diese Entscheidung hat dann eine praktische Konsequenz, wenn eine Operationsentscheidung zu treffen ist, die gegebenenfalls eine im frühen Kindesalter durchgeführte Genitaloperation rückgängig machen soll, weil sich der Patient nicht in die damals zugeschriebene Geschlechtsidentität entwickeln konnte. Eine humangenetische Untersuchung (Chromosomenanalyse) sollte bei transsexuellen Patienten zur Routine gehören. Wenn ein klinisch begründeter Verdacht auf eine Intersexualität besteht (insbesondere bei Klinefelter-Syndrom und Turner-Syndrom), ist sie obligat.

1.5 Psychopathologische Untersuchung

Die psychopathologische Untersuchung soll, wie bei anderen Störungen auch, zu einer Gesamteinschätzung kommen, die neben der Hauptdiagnose relevante Befunde umfaßt. Ob die Untersuchung eher psychiatrischem Vorgehen entspricht, ob sie psychodynamisch oder lerntheoretisch ausgerichtet ist, bleibt dem einzelnen Gutachter überlassen. Für die Untersuchung Transsexueller ist kein prinzipiell anderes diagnostisches Vorgehen erforderlich als für andere Patienten auch. Es sei aber auf einzelne, bei Transsexuellen besonders relevante Aspekte hingewiesen:

- Das Strukturniveau der Persönlichkeit und gegebenenfalls Persönlichkeitsstörungen: Transsexuelle können strukturell unterschiedlich gut integriert sein. Eine nur krankheitstheoretisch, aber nicht individuell begründete Zuordnung zu einer Borderline-Störung ist nicht gerechtfertigt. Transsexuelle können strukturell durchaus besser integriert sein als auf Borderline-Niveau. Eine Persönlichkeitsdiagnose, die ausschließlich mit der Transsexualität begründet ist, bringt keine zusätzliche diagnostische Information.
- Suizidalität: In der Anamnese finden sich bei Transsexuellen häufig Suizidgedanken, nicht selten auch Suizidversuche. Besonders problematisch ist eine im Zusammenhang mit dem Operationswunsch nötigend vorgebrachte Suiziddrohung. Hier ist prognostisch daran zu denken, daß es auch auch Suizidfälle von operierten Transsexuellen gibt. Eine als ultima ratio im Sinne einer Suizidprävention verstandene schnelle Operationsindikation ist also problematisch.

• Alkohol-, Drogen- oder Medikamentenabhängigkeit: Nicht selten sind Alkoholabusus und längerer Drogenkonsum in der Vorgeschichte Transsexueller. Bei einzelnen Transsexuellen liegt auch eine manifeste Alkoholabhängigkeit vor. Wenn keine akute Abhängigkeit besteht oder nach erfolgreichem Alkoholentzug gibt es in der Regel keine nennenswerten diagnostischen oder differentialdiagnostischen Schwierigkeiten. Eine akute Substanzabhängigkeit dagegen kann die diagnostische Sicherheit beeinträchtigen, weil die Patienten dann die Konsequenzen ihrer Handlungen nicht übersehen. Eine medizinische Behandlungsindikation (Hormonbehandlung oder Operation) sollte bei einer akuten Substanzabhängigkeit nur in Ausnahmefällen gestellt werden.

1.6 Körperliche Untersuchung

Der diagnostische Stellenwert der körperlichen Untersuchung muß differenziert gesehen werden. Zunächst gehört eine ausreichende körperliche Untersuchung zum diagnostischen Ablauf. Da für viele Transsexuelle die Inspektion ihres subjektiv »falschen« und gehaßten Körpers sehr schambesetzt ist, sollte die Untersuchung besonders taktvoll durchgeführt werden. Um eine beginnende psychotherapeutische Beziehung nicht zu beeinträchtigen, ist es oft sinnvoll, wenn der Psychotherapeut die körperliche Untersuchung delegiert.

Die körperliche Untersuchung dient der Einschätzung des Allgemeinzustandes, nicht der Diagnosestellung der Transsexualität. Der für die Diagnose relevante Abscheu den eigenen Geschlechtsmerkmalen gegenüber läßt sich durch eine Inspektion der Genitalien oder des nackten Körpers weder verifizieren noch falsifizieren. Das negative Körperselbstkonzept, das für die Transsexuellen charakteristisch ist, hängt kaum mit objektiven Merkmalen zusammen. Die für das öffentliche Auftreten im gewünschten Geschlecht relevanten Merkmale wie starke Körperbehaarung oder knochiger Körperbau bei Mann-zu-Frau-Transsexuellen oder eine große Brust bei Frau-zu-Mann-Transsexuellen lassen sich auch ohne Inspektion des nackten Körpers beurteilen.

1.7 Eindruck des Untersuchers

Ein zentrales, wenn auch schwer objektivierbares Kriterium für die Beurteilung einer transsexuellen Entwicklung ist der Eindruck des Untersuchers, wieweit es dem Patienten gelungen ist, seine Geschlechtsidentität in Sprache, Mimik, Gestik, Kleidung, Frisur, also in seiner äußeren Erscheinung, überzeugend zu vermitteln. Schwer objektivierbar ist dies zum einen deshalb, weil das geschlechtsneutrale Spektrum, insbesondere von Kleidung und Frisur, sehr breit ist. Zum anderen kann die gewünschte Geschlechtsidentität zwar äußerlich deutlich, aber sehr überkompensiert dargestellt werden, so daß ein Untersucher zu dem Urteil kommt, daß der transsexuelle Patient durch eine forcierte Betonung überspielt, daß er noch keine sichere Selbstverständlichkeit im Körperschema des gewünschten Geschlechts gefunden hat.

Dieser Eindruck ist seinerseits kein diagnostisches Kriterium im engeren Sinne. So kann ein Patient, der äußerlich als Frau wenig überzeugt, gleichwohl eindeutig transsexuell sein. Der Eindruck erlaubt aber eine Einschätzung, wie schwer oder leicht es einem Patienten fällt, sich in seinem sozialen und beruflichen Umfeld durchzusetzen.

Literatur

American Psychiatric Association (1994): Diagnostic and Statistical Manual of Mental Disorders (DSM-IV). Washington, D.C.: APA

Dilling, H., Mombour, W., Schmidt, M.H. (1991): WHO Internationale Klassifikation psychischer Störungen. Bern: Huber

Person, E., Ovesey, L. (1974a): The transsexual syndrome in males. I. Primary Transsexualism. American Journal of Psychotherapy 28, 4-20

Person, E., Ovesey, L. (1974b): The transsexual syndrome in males. II. Secondary Transsexualism. American Journal of Psychotherapy 28, 174-193

2 Die klinische Koordination der Behandlung und Begutachtung

Götz Kockott

Herr N., geboren in einer Kleinstadt, wandte sich mit 32 Jahren erstmals an unsere Klinik wegen einer Störung seiner Geschlechtsidentität. Seit der Kindheit, deutlicher seit der Pubertät, verspüre er einen immer stärkeren inneren Drang, als Frau zu leben. Während einer mehrmonatigen Beobachtungszeit wurde die Diagnose einer Transsexualität erhärtet, die Differentialdiagnosen Homosexualität, Transvestitismus, Borderline-Pathologie usw. wurden ausgeschlossen. Eine Psychotherapie konnte eine Änderung des drängenden transsexuellen Bedürfnisses nicht erreichen. Herr N., der sich bereits in den Jahren vor seinem Erstkontakt mit uns in den eigenen vier Wänden häufig weiblich gekleidet hatte, begann ca. ein halbes Jahr nach Kontaktaufnahme mit uns mit dem sogenannten Alltagstest. Reichlich 1fi Jahre nach dem Erstkontakt und nachdem der Alltagstest über ein Jahr positiv verlaufen war, wurde mit einer gegengeschlechtlichen Hormonmedikation begonnen. Ein Jahr später, also nach mehr als 2fi jähriger Betreuung, erfolgte die geschlechtskorrigierende Operation. Sie liegt nunmehr ca. 10 Jahre zurück. Frau N. hat ihren Beruf gewechselt, als sehr sportlich interessierter Mensch neue sportliche Hobbys gefunden und einen kleinen Bekanntenkreis aufgebaut, in dem sie zweifelsfrei als Frau akzeptiert ist. Sie lebt alleine, wünscht sich aber eine Partnerschaft. Insgesamt ist sie mit ihrer Lebenssituation voll zufrieden.

Herr S., ebenfalls geboren in einer Kleinstadt, suchte mit 45 Jahren erstmals das Gesundheitsamt einer Großstadt mit dem dringenden Wunsch nach einer geschlechtskorrigierenden Operation auf; er hatte in den letzten Monaten davor von dieser Möglichkeit erfahren. Herr S. wurde nach einigen klärenden Gesprächen an die psychosomatische Abteilung einer Universitätsklinik vermittelt und dort einmal untersucht. Dabei wurde die Diagnose einer Transsexualität gestellt und die geschlechtskorrigierende Operation als therapeutischer Eingriff bejaht. Einschränkend wurde empfohlen, den Geschlechtswechsel zuvor mit dem sogenannten Alltagstest unter psychotherapeutischer Begleitung noch zu erproben und eine vorherige gegengeschlechtliche Hormonbehandlung zu überlegen. Bereits einige Wochen später erfolgte in einer anderen Klinik ein erster operativer geschlechtskorrigierender Eingriff, ohne daß vorher weitere therapeutische Gespräche, der sogenannte Alltagstest oder eine Hormonbehandlung stattgefunden hatten. Ein zweiter operativer Eingriff erfolgte mit großer zeitlicher Verzögerung, da Herr S. inzwischen Bedenken gegenüber seiner Entscheidung zur Operation entwickelt hatte. Einige Monate nach dem zweiten Eingriff strengte er eine Schadensersatzklage gegen die Operateure an, nachdem er sicher geworden war, sich falsch entschieden zu haben. Sein Hauptvorwurf lautete, er sei ungenügend aufgeklärt und übereilt operiert worden; er räumte allerdings ein, selbst erheblichen Druck ausgeübt zu haben. Die Schadensersatzklage war erfolgreich.

2.1 Die Entwicklung zum derzeit üblichen therapeutischen Vorgehen

Das Thema Therapie bei transsexuellen Personen wurde der Öffentlichkeit durch die sensationellen Berichte der New Yorker Presse Anfang der fünfziger Jahre über die »Geschlechtsumwandlung« des amerikanischen Soldaten Jorgensen bekannt, der in Dänemark operiert worden war (Hamburger et al., 1953). Bereits Jahrzehnte vorher war vereinzelt in der Fachpresse über operative Eingriffe bei Patienten mit Geschlechtsidentitätsproblemen berichtet worden. Die Veröffentlichung über Christine Jorgensen hatte ein erhebliches Echo. In psychotherapeutischen Kreisen erhob sich sehr viel Widerspruch gegen die körperliche Behandlung von Identitätsproblemen; es gab auch befürwortende Stimmen. Über Jahre wurden in der wissenschaftlichen Literatur kontroverse Standpunkte vertreten. Hamburger und seine Mitarbeiter erhielten eine Fülle von Leserbriefen Betroffener, die sich die gleiche Behandlung wünschten. In den folgenden Jahren nahm die Zahl geschlechtskorrigierender Operationen zu. Parallel hierzu gab es Bemühungen, Transsexuellen mit anderen Behandlungen zu helfen.

Psychotherapeutische Versuche mit dem Ziel, transsexuelle Patienten von ihrem Wunsch nach Geschlechtsveränderung zu befreien, das heißt, die psychische Geschlechtsidentität der körperlichen anzupassen, haben sich mit ganz wenigen Ausnahmen als erfolglos erwiesen. Das gilt für psychoanalytische wie für verhaltenstherapeutische Verfahren. Es wurde bisher lediglich über eine erfolgreich abgeschlossene Psychoanalyse eines erwachsenen, fraglich Transsexuellen berichtet (Schwoebel, 1960). Diese Behandlung war sehr intensiv und dauerte 4 Jahre. Barlow et al. (1979) berichten, durch verhaltenstherapeutische Behandlung drei transsexuelle Patienten in ihrem Wunsch nach geschlechtskorrigierender Operation beeinflußt zu haben. Einer der Patienten war allerdings erst 17 Jahre alt. Da für ihn in diesem Alter eine geschlechtskorrigierende Operation noch nicht möglich war, bestand eine gewisse Motivation, eine Therapie mit alternativem Ziel zu versuchen. Die beiden anderen Patienten waren dazu motiviert, da während des sogenannten Alltagstests schwerwiegende Zweifel aufgetreten waren, ob für sie die Frauenrolle möglich ist. Homosexuelle Tendenzen hatten sich entwickelt.

Diese Erfahrungen legten die Überlegung nahe, ob nicht doch eine psychotherapeutische Beeinflussung der Transsexualität möglich ist, wenn auf die Spezifität der Problematik zugeschnittene Psychotherapieverfahren und entsprechend erfahrene Psychotherapeuten zur Verfügung stehen. Die Diskussion hierüber ist auch heute noch nicht abgeschlossen, hat jedoch bisher keine wesentlichen therapeutischen Früchte getragen.

Die Ergebnisse der geschlechtskorrigierenden Operationen wurden zunächst, etwa bis Mitte der siebziger Jahre, summarisch recht positiv beurteilt. Die Mehrzahl der untersuchten Patienten wurden postoperativ als psychisch und sozial stabil eingeschätzt. Spätere Untersuchungen zeigten aber die Begrenztheit des therapeutischen Erfolgs der Operation. Es gab auch Stimmen, die sagten, daß sich operierte Transsexuelle in ihrer psychischen und sozialen Stabilität nicht wesentlich von nicht-operierten Transsexuellen unterscheiden. Inzwischen liegt eine große Anzahl katamnestischer Untersuchungen vor, meistens gewonnen an Behandlungszentren (Gender-identity-clinics), die sich in den letzten 20 Jahren etablierten. Dabei ergibt sich in großer Übereinstimmung, daß geschlechtskorrigierende Behandlungen vorwiegend positive Wirkungen auf die Lebensqualität transsexueller Menschen haben. Es zeigte sich weiter, daß diese positiven Wirkungen vor allem dann auftraten, wenn die geschlechtskorrigierende Operation in ein Gesamtpaket therapeutischen Handelns eingebettet war, in dem die psychotherapeutische Begleitbehandlung eine wesentliche Rolle spielte. 1985 formulierte die Harry-Benjamin-International-Gender-Dysphoria-Association Behandlungsstandards für Transsexuelle, die dieser Entwicklung Rechnung trugen.

Pfäfflin und Junge haben 1992 eine sehr genaue Bestandsaufnahme auf der Basis aller dokumentierter Katamnesen operierter Transsexueller veröffentlicht und wichtige prognostische Bereiche herausgearbeitet. Entscheidend für eine günstige Prognose sind demnach:

1. Kontinuierlicher Kontakt mit einer Behandlungseinrichtung
2. Der sogenannte Alltagstest (Leben in der angestrebten Geschlechtsrolle)
3. Hormonbehandlung
4. Psychiatrische und/oder psychotherapeutische Beratung und/oder Behandlung
5. Die geschlechtskorrigierende Operation
6. Die Qualität der Operation
7. Die juristische Anerkennung des Geschlechtswechsels

Es ist noch nicht gesichert, wie lange der kontinuierliche Kontakt, der Alltagstest, die Hormonbehandlung und die psychiatrisch-psychotherapeutische Betreuung notwendig sind, um sich positiv auswirken zu können. Einigkeit besteht darin, daß die Behandlung insgesamt nicht wenige, sondern viele Monate bis Jahre braucht, bis Transsexuelle eine stabile Lösung ihrer Identitätsproblematik erreicht haben.

2.2 Behandlungsstufen

Aufgrund der klinischen Erfahrungen in den letzten Jahrzehnten und der veröffentlichten Behandlungsverläufe und Katamnesen hat sich ein international übliches therapeutisches Vorgehen für Transsexuelle entwickelt, das zwar in Details Unterschiede aufweist, aber als Gesamtbehandlung sehr einheitlich praktiziert wird. Eine kürzlich veröffentlichte internationale Vergleichsstudie (Petersen und Dickey, 1995) konnte zeigen, daß sich dabei die meisten Zentren an den 1985 veröffentlichten Behandlungsstandards der Harry-Benjamin-International-Gender-Dysphoria-Association orientieren, sie aber in der Praxis eher konservativ anwenden. Das bezieht sich besonders auf die Länge der einzelnen Behandlungsabschnitte der Gesamttherapie.

Man kann die Behandlung Transsexueller als ein gestuftes Therapiepaket beschreiben. Es umfaßt individuell gestaltete Zwischenstufen unterschiedlicher Länge, die aber eine jeweilige Mindestdauer haben. Die einzelnen Stufen gehen ineinander über. Die Behandlung strebt eine für den Betroffenen adäquate individuelle Lösung seines

Identitätsproblems an. Sie kann, muß aber nicht zu einer geschlechtskorrigierenden Operation und zum juristischen Geschlechtswechsel führen. Der Zeitumfang der Gesamtbehandlung ist abhängig von den individuellen Gegebenheiten.

Erste Stufe: Diagnostik

Wie bei jeder anderen Störung umfaßt die erste Phase der Behandlung einen Zeitraum des Kennenlernens, der Diagnostik und Beobachtung. Ist die Identitätsstörung überhaupt ein transsexuelles Syndrom? Die gesamte Differentialdiagnostik muß erfolgen, wie sie im Kapitel 1.1 beschrieben ist. Dazu können sich endokrinologische und weitere Zusatzuntersuchungen als notwendig erweisen, wie zum Beispiel eine kraniale Computertomographie oder ein Elektroenzephalogramm. Die endokrinologische Durchuntersuchung ist zwingend nötig, bevor später mit einer eventuell indizierten gegengeschlechtlichen Hormontherapie begonnen wird. Selbstverständlich sind alle psychischen Differentialdiagnosen zu beachten. Während dieser ersten Phase soll sich weiterhin zeigen, wie konstant das drängende Bedürfnis ist, in der anderen Geschlechtsrolle zu leben. Ein sehr schwankendes Bedürfnis bedarf einer besonders gründlichen Abklärung der Ursachen. Wenn ein konstantes transsexuelles Syndrom besteht, ist zu klären, ob der Transsexuelle bereits ein definiertes Therapieziel hat und ob dieses Therapieziel realistisch, das heißt, für ihn erreichbar ist; das kann der komplette Geschlechtswechsel sein; das kann, z. B. aus beruflichen oder familiären Gründen, eine Zwischenlösung bedeuten.

Ein alleinlebender Transsexueller wollte keinesfalls seinen Beruf verlieren, der gleichzeitig sein Hobby war. Da er wußte, diesen Beruf nicht im anderen Geschlecht ausüben zu können, zog er es vor, beruflich und privat in zwei Geschlechtsidentitäten zu leben.

Ein verheirateter Transsexueller wollte keinesfalls seine Familie verlieren. Er traf mit seiner Frau ein Arrangement, seine zweite Identität in einer anderen Stadt auszuleben.

Es ist zu klären, welche Veränderungen bei einem Geschlechtswechsel im beruflichen Bereich nötig wären, wie die Familie und der Freundeskreis darauf reagieren und ob unter der Berücksichtigung dieser Überlegungen der Geschlechtswechsel dem Einzelnen verkraftbar erscheint. Es hat sich als äußerst wichtig erwiesen, Transsexuelle immer wieder darauf hinzuweisen, daß nicht die Operation der entscheidende therapeutische Schritt ist, sondern die jahrelange Vorbereitung darauf, mit der ständigen Überprüfung, ob ihnen der Wechsel der Geschlechtsrolle auch möglich ist.

Die begleitende psychotherapeutische Betreuung soll also bereits in dieser Phase dem Transsexuellen helfen, die innere Stimmigkeit und Konstanz seines transsexuellen Wunsches zu erfassen und eine realististische Einschätzung seines Wunschziels zu erlangen. Die Betreuung muß ihm außerdem zu einer realistischen Sicht der Möglichkeiten und Grenzen der Hormonbehandlung und der geschlechtskorrigierenden Operation verhelfen.

Der Patient und Therapeut vereinbaren miteinander die Frequenz und Intensität der psychotherapeutischen Betreuung. Sie kann einer intensiven Psychotherapie entsprechen oder eher einer stützenden psychotherapeutischen Betreuung. Die erste Phase ist auch für den Therapeuten dringend nötig, um seine Diagnose immer wieder zu überprüfen und zu erhärten. Sie umfaßt in Abhängigkeit von der Sicherheit der Diagnose Transsexualität mehrere Monate bis ein Jahr.

Zweite Stufe: Alltagstest

Während der zweiten Stufe erfolgt der sogenannte Alltagstest. Das bedeutet: der Transsexuelle testet für sich selbst aus, ob und wie ihm ein Geschlechtswechsel möglich ist. Er lebt täglich 24 Stunden in der angestrebten Geschlechtsrolle und erprobt dabei Gestik und Mimik, die Art, sich zu kleiden und (eventuell) zu schminken sowie das soziale Verhalten des angestrebten Geschlechts. Er erlebt die Reaktionen seiner Umwelt auf den Geschlechtswechsel und muß lernen, mit diesen Reaktionen zurechtzukommen. Schwierigkeiten sind bei allen Personen zu erwarten, die den Patienten lange kennen - das sind zum Beispiel die Herkunftsfamilie, der eigene Partner, die alten Freunde, die bisherigen Arbeitskollegen. Erfahrungsgemäß fällt es den Eltern sehr viel schwerer, den Wechsel zu akzeptieren, als den Geschwistern. Die bestehende Partnerschaft geht meistens auseinander, alte Freunde beenden den Kontakt, und bisherige Arbeitskollegen zeigen weniger Verständnis als die Vorgesetzten; ein Arbeitsplatzwechsel ist sehr oft nötig. Der Transsexuelle muß erproben, welche Veränderungen seines Umfeldes auf ihn zukommen und wie er sie verarbeiten kann.

Die begleitende Psychotherapie hilft, mit den Schwierigkeiten durch diese Veränderungen zurechtzukommen, unweigerlich auftretende Verlusterlebnisse zu überwinden oder andere Lösungen der Identitätsproblematik zu finden.

Gespräche des Therapeuten mit den Angehörigen, Partnern und/oder Vorgesetzten können notwendig werden. Zu Beginn des Alltagstests beobachten wir häufig, daß der Transsexuelle die spezifischen Verhaltensweisen des angestrebten Geschlechts überzeichnet. Andere Transsexuelle oder Angehörige des gewünschten Geschlechts können korrigierend helfen. Der Alltagstest wird erleichtert durch ein erklärendes Attest des Therapeuten, das der Betroffene bei Behörden, bei Ausweiskontrollen und in ähnlichen Situationen vorlegen kann.

In großer Übereinstimmung wird heute der Alltagstest als ein ganz wesentlicher Anteil der Therapie von Patienten mit Geschlechtsidentitätsproblemen angesehen. Deswegen beträgt die zweite Therapiestufe in den Behandlungszentren weltweit 1 bis 2 Jahre.

Dritte Stufe: Hormonbehandlung

Die somatischen Therapien führen zu irreversiblen oder sehr schwer zurückzunehmenden körperlichen Veränderungen. Bei Frau-zu-Mann-Transsexuellen kommt es nach unterschiedlich langer Hormonbehandlung zu einer deutlichen Vermännlichung der Stimme (Stimmbruch), die nicht mehr verändert werden kann. Mann-zu-Frau-Transsexuelle erleben nach mehrmonatiger Hormontherapie die Entwicklung einer weiblichen Brust, die oft nur operativ wieder beseitigt werden kann. Deshalb muß die Indikation zu einer Hormonbehandlung vor ihrem Beginn eindeutig sein. Sie kann erst beginnen, wenn 1. die Diagnose eines transsexellen Syndroms gesichert ist, 2. eine für den Betroffenen innere

Stimmigkeit seiner Transsexualität erreicht ist und sich die Konstanz dieser Stimmigkeit bewiesen hat, 3. eine realistische Einschätzung der Möglichkeiten der Hormonbehandlung erlangt wurde und 4. die äußere Lebbarkeit der gewünschten Geschlechtsidentität in der Gesellschaft erfolgreich erprobt wurde. Dazu ist es nötig, daß der Therapeut den Betroffenen mindestens ein Jahr, möglichst länger, kennt und im Sinne des bisher Dargestellten betreut hat und der Betroffene unmittelbar vor Beginn der Hormonbehandlung mindestens ein Jahr, möglichst länger, im Sinne des Alltagstests in der angestrebten Geschlechtsrolle gelebt hat.

Wird mit einer gegengeschlechtlichen Hormontherapie voreilig begonnen, dann wird es äußerst schwierig, nachträglich die Bereiche zu klären, die vorher hätten untersucht werden sollen. Die Patienten lehnen dann eine längere Phase der Beobachtung zum Kennenlernen und zur differentialdiagnostischen Abklärung ab, ebenso ein zumindest vorübergehendes Absetzen der Hormone, das für eine endokrinologische Diagnostik erforderlich ist. Im allgemeinen ist auch nur noch wenig Bereitschaft erkennbar, die Durchführbarkeit des Geschlechtswechsels unter Berücksichtigung der sozialen Situation und der familiären und beruflichen Verhältnisse durchzuarbeiten. Fast völlig unmöglich ist es, ein Nachdenken über andere Lösungswege für die Identitätsproblematik anzuregen. Eine solche voreilige Weichenstellung fördert bei den Betroffenen das Gefühl, es werde schon irgendwie gehen. Stoßen sie dann, innerlich schlecht oder überhaupt nicht vorbereitet, auf äußere Widerstände, kann das erhebliche psychische Krisen verursachen. Noch katastrophaler sind die Folgen, wenn Betroffene zu spät bemerken, daß sie eine psychische »Flucht nach vorn« angetreten sind, an ihrer tatsächlichen Problematik vorbei, besonders dann, wenn diese Flucht bereits zu irreversiblen Veränderungen geführt hat.

Die Hormonbehandlung erfolgt unter endokrinologischer Kontrolle. Man kann sie durch einen hinzugezogenen Endokrinologen durchführen lassen, oder der Endokrinologe leitet die Behandlung nur ein, und der ärztliche Therapeut oder Hausarzt führt sie mit Kontrolluntersuchungen beim Fachmann fort. Zur Einleitung der Behandlung informiert der Therapeut den Endokrinologen durch einen Befundbericht. Dieser Bericht bestätigt, daß die oben aufgeführten Voraussetzungen zur Einleitung der Hormonbehandlung erfüllt sind. Das enthebt aber den Endokrinologen nicht seiner Mitverantwortung. Er ist an der Indikationsstellung zur hormonellen Behandlung beteiligt.

Die Hormontherapie wird ausführlich im Kapitel 5 besprochen. Sie ermöglicht dem Patienten, schon vor der Operation den postoperativen Zustand zu erleben: bei Frau-zu-Mann-Transsexuellen tritt neben der bereits erwähnten Vertiefung der Stimme die Reduktion des Unterhautfettgewebes ein mit Vergröberung der Haut und der Gesichtszüge und ein eventueller Bartwuchs. Bei Mann-zu-Frau-Transsexuellen kommt es neben dem erwähnten Brustwachstum zu einer Erniedrigung der sexuellen Appetenz und einer Umverteilung des Unterhautfettgewebes mit Zunahme an den Hüften. Da diese Veränderungen am Anfang der Hormonbehandlung noch reversibel sind und die irreversiblen Veränderungen sich erst später entwickeln (Vertiefung der Stimme, Brustwachstum), hat der Betroffene noch vor der Operation eine letztmalige, wenn auch kurzfristige Chance zu erproben, ob ihm diese Veränderungen bei der Lösung seines individuellen

Identitätsproblems eine Hilfe sind. Im positiven Fall erleichtert die Hormontherapie dem Transsexuellen seine Situation im Alltagstest erheblich: mit weiblichen Körperformen bzw. einer tiefen männlichen Stimme wirkt der Betroffene überzeugender im angestrebten Geschlecht.

Vierte Stufe: Geschlechtskorrigierende Operation

Die Operation schafft eine weitestgehend irreversible Situation. Die operativen Eingriffe können deshalb erst nach einer klaren Indikationsstellung erfolgen. Die Voraussetzungen für die geschlechtskorrigierenden Operationen sind die gleichen wie für die Hormontherapie. Zusätzlich muß sich erwiesen haben, daß der Transsexuelle psychisch und körperlich mit der hormonellen Medikation zurechtkommt, da sie lebenslang fortgesetzt wird, nach der Operation mit veränderter Dosierung (siehe Kap. 5). Um sicher zu sein, daß die Voraussetzungen für die operative Geschlechtskorrektur erfüllt sind, soll der Therapeut den Transsexuellen mindestens 1 fi Jahre kennen, der Transsexuelle unmittelbar vor der Operation mindestens ein Jahr lang das Leben in der gewünschten Geschlechtsrolle erprobt haben und der Patient mindestens ein halbes Jahr lang unter gegengeschlechtlicher Hormonbehandlung gestanden haben.

Es ist üblich geworden, daß der Chirurg für die operative Geschlechtskorrektur zwei befürwortende unabhängige ausführliche Gutachten fordert, aus denen zweifelsfrei die Zustimmung zu einem geschlechtskorrigierenden Eingriff ablesbar ist. Der Aufbau und Inhalt dieser Gutachten sind im Kapitel 4 dargestellt. Der Chirurg bildet sich zusätzlich seine eigene Meinung, denn er trägt die Mitverantwortung. Auch die Krankenkassen verlangen oft zwei unabhängige Gutachten, um über die Kostenübernahme für die Operation zu entscheiden.

Es gibt inzwischen verschiedene Operationsverfahren, sowohl bei Mann-zu-Frau-Transsexuellen als auch bei Frau-zu-Mann-Transsexuellen (siehe Kapitel 6). Die Betroffenen sollten sie über eine fachgerechte Aufklärung kennenlernen, um sich entscheiden zu können. Das geschieht am besten durch die jeweiligen Operateure. Deshalb ist es sinnvoll, daß der Transsexuelle hierfür zu geeigneter Zeit Vorgespräche mit dem Chirurgen vereinbart. Der Therapeut sollte ihm bei der Auswahl behilflich sein. Die Folgen einer voreiligen Entscheidung für eine geschlechtskorrigierende Operation sind offenkundig. Rückoperationen sind entweder überhaupt nicht oder chirurgisch nur äußerst schwierig und mit fraglichem Ausgang möglich. Das Beispiel in der Einleitung zeigt, daß eine voreilige oder nicht indizierte Operation selbstverständlich auch juristische Folgen haben kann.

Fünfte Stufe: Nachbetreuung

Als chirurgische Nachbetreuung ist sie eine Selbstverständlichkeit; sie wird auch von den meisten Transsexuellen wahrgenommen. Eine psychotherapeutische Nachbetreuung sollte dringend empfohlen werden. Zwar gelingt bei guter und langer Vorbereitung die psychosoziale Integration nach dem Geschlechtswechsel in der Regel gut, doch können erst nach der Operation neue Probleme in den Vordergrund treten. Transsexuelle sollten die Schwierigkeiten psychosozialer Integration nicht unterschätzen, die sie nach einem

Wechsel erwarten. Das gilt besonders für Mann-zu-Frau-Transsexuelle, wenn sie nach dem Wechsel Partnerschaften eingehen wollen. Wir machen zur Zeit die Erfahrung, daß operierte Transsexuelle in zunehmendem Maße deshalb um Hilfe nachsuchen.

Die Behandlung Transsexueller erfordert Zeit. Man diagnostiziert die Transsexualität nicht in einer Sitzung und stellt schon gar nicht die Indikation zur Operation nach einer einzigen Untersuchung. Die Zeitspanne vom Erstkontakt beim Therapeuten bis zur geschlechtskorrigierenden Operation beträgt als Minimum 1 fi Jahre. Sie kann aber erheblich länger sein. Das ist abhängig von den individuellen »Ausgangsbedingungen« und hat mit dem Alter des Transsexuellen zu tun, mit dem Umfang von Vorbehandlungen, mit der Kontinuität und Konstanz der Betreuung und anderen Faktoren.

Das Endergebnis einer transsexuellen Behandlung ist ebenfalls sehr unterschiedlich. Zwar werden viele Betroffene mit einem konstanten transsexuellen Syndrom den kompletten Geschlechtswechsel benötigen, aber die Zahl derer, die am Ende der Therapie irgendeine Alternative für sich als die adäquate Lösung ihres Problems ansehen, ist nicht gering.

2.3 Die juristische Regelung der Vornamens- und Personenstandsänderung

Sowohl für die Namens- als auch für die Personenstandsänderung verlangt das Gericht zwei unabhängige befürwortende Gutachten. Die Vornamensänderung kann bei Erfüllung der vom Gericht geforderten Voraussetzungen schon vor dem operativen Geschlechtswechsel erreicht werden, die Personenstandsänderung erst danach. Der günstigste Zeitpunkt für die Beantragung der Vornamensänderung liegt gegen Ende des erfolgreich verlaufenden Alltagstests. Der Gutachter muß u. a. bestätigen, daß sich nach den derzeitigen Erkenntnissen der medizinischen Wissenschaft das Zugehörigkeitsempfinden des Transsexuellen zum Gegengeschlecht nicht mehr ändern wird. Das kann er erst bestätigen, wenn der Patient erfahren hat, daß er in der angestrebten Geschlechtsrolle leben kann. Wenn der Gutachter eine geschlechtskorrigierende Operation zu diesem Zeitpunkt noch für verfrüht ansieht und dazu eine spätere Begutachtung für nötig hält, dann sollte er das ausdrücklich im Gutachten vermerken. Auf der Basis von Namensänderungsgutachten ist öfters operiert worden, obwohl die Gutachten zur Frage der Operation überhaupt nicht Stellung genommen hatten.

Aus Kostengründen kann man den Betroffenen raten, die juristische Anerkennung ausschließlich über die Personenstandsänderung nach der Operation vornehmen zu lassen, wenn der Geschlechtswechsel zeitlich absehbar ist.

Die Gerichte sind gehalten, Gutachter zu beauftragen. Meistens sind sie aber froh, wenn die Betroffenen ihnen Gutachter nennen können. Bietet sich der Therapeut (und eventuell der Kollege, der das zweite Gutachten für die Operation schrieb) dem Gericht als Gutachter an, so hat das mehrere Vorteile: Die Begutachtung kann aufgrund langer Kenntnis des Patienten erfolgen, und der Transsexuelle muß seine Lebensgeschichte nicht ein oder zwei weiteren ihm unbekannten Personen berichten. Die Gutachter müssen von den Antragstellern, also den Transsexuellen, bezahlt werden. Sie können hierfür Prozeßkostenhilfe beantragen.

2.4 Koordination der Betreuung

Die unterschiedlichsten Wege sind denkbar, wie die in der Betreuung Transsexueller notwendige Zusammenarbeit zwischen dem Hausarzt, dem Arzt oder Psychologen mit besonderer Erfahrung in diesem Bereich, dem Psychotherapeuten, dem Endokrinologen und dem Operateur geregelt ist. Das werden im wesentlichen die örtlichen Gegebenheiten entscheiden.

Zwei Modelle sind sinnvoll und werden häufig praktiziert, Betreuung mit »Arbeitsteilung« und die Betreuung »in einer Hand«.

1. Betreuung mit »Arbeitsteilung«: Ein Arzt oder Psychologe mit besonderer Kenntnis der Probleme Transsexueller übernimmt die Hauptbetreuung und führt die Differentialdiagnostik durch. Er veranlaßt die notwendigen Zusatzuntersuchungen und delegiert die Psychotherapie. Später organisiert er die Hormonbehandlung, die zum Beispiel vom Endokrinologen eingeleitet und von ihm oder dem Hausarzt fortgeführt wird. Er schaltet zur richtigen Zeit einen zweiten Kollegen ein, der den Patienten ausreichend lange kennen muß, um das zweite Gutachten für die geschlechtskorrigierende Operation abgeben zu können. Er und der zweite Kollege könnten auch als Gutachter dem Gericht für die Namens- und Personenstandsänderung zur Verfügung stehen.

2. Betreuung »in einer Hand«: Ein Psychotherapeut mit besonderer Erfahrung im Bereich der Transsexualität übernimmt die Betreuung und die differentialdiagnostische Abklärung bzw. delegiert Anteile davon, veranlaßt die notwendigen Zusatzuntersuchungen und führt die Psychotherapie selbst durch. Er gibt später seine Zustimmung zum Beginn einer Hormontherapie und per Gutachten zur geschlechtskorrigierenden Operation. Zu gegebener Zeit ist er bei der Suche nach dem geeigneten zweiten Kollegen für die gutachterliche Zustimmung zur geschlechtskorrigierenden Operation behilflich.

Der Unterschied zwischen den zwei Modellen besteht darin, wer die Psychotherapie übernimmt. Beide Modelle haben Vor- und Nachteile. Bleibt die Koordination der Betreuung und die Psychotherapie in einer Hand, so kennt der Hauptbetreuer den Patienten sehr gründlich. Das hat Vorteile für die Entscheidung über weitere therapeutische Schritte. Der Nachteil ist, daß der Patient weiß, daß die Entscheidung für die gewünschten weiteren Schritte abhängig von dem ist, was er dem Therapeuten sagt bzw. nicht berichtet. Kann er dann vorbehaltlos offen sein? Kann er Bereiche ansprechen, die er sehr gerne einbringen würde, wenn er befürchten muß, sie könnten gewünschte Therapieentscheidungen in Frage stellen? Die Gefahr veränderter Darstellung des Erlebens im Sinne der eigenen Wünsche ist wohl naheliegend.

Ist die Psychotherapie von der übrigen Betreuung getrennt, so ist die soeben diskutierte Gefahr sicherlich geringer. Die Vorbedingungen für eine Offenheit in der Psychotherapie sind sehr wahrscheinlich gut, wenn der Transsexuelle sicher sein kann, daß der Betreuer lediglich über die laufende Psychotherapie informiert ist, aber nichts über deren Inhalt erfährt. Der Nachteil dieser Regelung ist, daß der Patient einen engen

Kontakt zumindest zu zwei Therapeuten entwickeln muß. Das allerdings ist in jedem Falle nötig, da auch die für die Operationszustimmung und für die juristischen Entscheidungen gutachtlich tätigen Kollegen einen tragenden Arzt-Patienten-Kontakt für ihre Arbeit benötigen.

In München haben sich beide Modelle bewährt. Grundlage hierfür war die Kooperationsbereitschaft aller Beteiligten. Dadurch wird es auch leicht, auf spezielle Bedürfnisse oder Notwendigkeiten der Patienten einzugehen, ohne daß der Inhalt der Therapie verändert wird.

2.5 Behandlungsergebnisse

Betrachtet man die Gesamtergebnisse der Therapie mit einem Geschlechtswechsel, so sind sie überwiegend gut, sofern dieser Wechsel gut vorbereitet ist. Entscheidend für das positive Ergebnis ist keinesfalls die geschlechtskorrigierende Operation allein, sondern das therapeutische Gesamtpaket. Im Rahmen der dargestellten Therapie beginnen die positiven Veränderungen und die bessere psychosoziale Integration bereits vor dem operativen Geschlechtswechsel (Fahrner et al. 1987). Die Operation ist zwar für die meisten Transsexuellen der abschließende Schritt in der Behandlungskette, die operative Korrektur ist aber nicht die Lösung für jeden Patienten mit Problemen der Geschlechtsidentität.

Literatur

Barlow, D.H., Abel, G.G., Blanchard, E.B. (1979): Gender identity change in transsexuals. Archives of General Psychiatry 36, 1001-79

Fahrner, E.M., Kockott, G., Duran, G. (1987): Die psychosoziale Integration operierter Transsexueller. Nervenarzt 58, 340-348

Hamburger, C., Stürup, G.K., Dahl-Iversen, E. (1953): Transvestitism. Hormonal, psychiatric, and surgical treatment. JAMA 152, 369-391

Pfäfflin, F., Junge, A. (1992): Geschlechtsumwandlung. Stuttgart: Schattauer, S.149-457

Schwöbel, G. (1960): Ein transvestitischer Mensch, die Bedeutung seiner Störung und sein Wandel in der Psychoanalyse. Schweizer Archiv für Neurologie und Psychiatrie 86, 358-382

3 Psychotherapie

3.1 Psychotherapie mit Transsexuellen: Ziele und Vorgehen

Ulrich Clement, Wolfgang Senf

3.1.1 Das Problem: Therapiemotivation der Patienten und der Anspruch der Therapeuten

Psychotherapie mit Transsexuellen gilt als schwierig. Das liegt unter anderem daran, daß Patienten und Therapeuten häufig gegensätzliche Ziele verfolgen: Viele Transsexuelle verstehen die Empfehlung einer psychotherapeutischen Behandlung als den Versuch, sie gegen ihre Überzeugung doch mit ihrem biologischen Geschlecht zu versöhnen und sie vom Operationswunsch abzubringen. In der Tat ist zumindest das Aufgeben des Operationswunsches für nicht wenige Therapeuten ein Ziel, ohne das sie sich eine sinnvolle Psychotherapie nicht vorstellen können. Bei einer solchen Konstellation, in der Patient und Therapeut entgegengesetzte Ziele verfolgen, kann ein Arbeitsbündnis natürlich nicht zustande kommen. Daran haben beide Beteiligten, Therapeuten wie Patienten, gleichen Anteil.

Um eine hilfreiche Arbeitsbeziehung zu entwickeln, müssen sich die Therapeuten eine entscheidende Besonderheit der psychotherapeutischen Voraussetzungen klar machen. Im Gegensatz zur Behandlung aller anderen Symptome, Störungen oder Diagnosen zielt die Psychotherapie Transsexueller nicht unbedingt darauf, eine Symptomatik zu reduzieren, zu entschärfen oder zu »heilen«: Sie kann ebenso die Patienten auf ihrem Weg unterstützen, die Symptomatik zu stabilisieren und auszugestalten. Für Transsexuelle ist ihr Zugehörigkeitsgefühl zum Gegengeschlecht nicht der Grund ihres Leidensdrucks, sondern gerade der Ausweg aus dem Leiden. Sie wollen ihre Symptomatik also nicht verlieren, sondern optimieren. Die transsexuelle Identität ist psychotherapeutisch nur selten zugänglich in dem Sinne, daß sie aufgegeben wird. Wohl aber ist der mit ihrer Realisierung verbundene Leidensdruck eine entscheidende Voraussetzung für den Aufbau einer therapeutischen Arbeitsbeziehung.

Für manche Therapeuten ist - im Bewußtsein, daß die transsexuelle Identität selbst kaum zu beeinflussen ist - zumindest die Aufgabe oder Abmilderung des Operationswunsches ein wichtiges Ziel. Auch dieses Ziel ist differenziert zu sehen. Zwar kommt eine großer Teil transsexueller Patienten nicht bis zur Operation, aber nur für wenige unter ihnen läßt sich mit prognostischer Sicherheit sagen, daß sie den Operationswunsch dauerhaft aufgegeben haben. Aus psychodynamischer Sicht ist das dann als positiver Entwicklungsschritt zu bewerten, wenn der Verzicht als Ausdruck einer gewachsenen Ambivalenzfähigkeit und Frustrationstoleranz gesehen werden kann. Der Verzicht auf die Operation muß aber per se noch nichts bedeuten. So kann es äußere Gründe, z.B. finanzieller Art, geben, denen keine inneren Entwicklungsschritte entsprechen müssen.

Die publizierten Fallberichte über die psychotherapeutische Behandlung von Transsexuellen haben insofern eine gewisse Einseitigkeit, als sie meist längerdauernde Behandlungen über mehrere hundert Sitzungen darstellen (Thomä 1957, Schwöbel 1960, Désirat 1985, Meyenburg 1992) und es zumindest implizit als Erfolg werten, wenn es während der Therapie zu einer Aufgabe des Operationswunsches kam. Nur selten werden Therapien kürzerer oder mittlerer Dauer oder begrenzter Stundenzahl berichtet (Janssen 1984, Laszig et al. 1994), obwohl solche Therapien gerade von den Therapeuten sehr viel häufiger durchgeführt werden, die relativ viele Transsexuelle sehen. Insofern repräsentiert die Kasuistik-Literatur interessante Fälle, nicht aber die psychotherapeutische Versorgungs-Realität. Sie überrepräsentiert lange und unterrepräsentiert kürzere Therapieverläufe. Besonders bedauerlich ist dies, weil anschauliche Beispiele für die Dynamik der Verzahnung von Psychotherapie, Begutachtung und körperlicher Behandlung und deren therapeutische Handhabung auch eine Ermutigung und Orientierung für die Therapeuten darstellen können, die nicht an spezialisierten Ambulanzen Erfahrung mit relativ vielen therapeutischen Verläufen machen können.

Wichtig ist es, eine therapeutische Haltung gegenüber transsexuellen Patienten zu entwickeln, die auf eine Begleitung der transsexuellen Entwicklung ausgerichtet ist und die gegenüber allen Manifestationen des transsexuellen Wunsches, also auch gegenüber dem Operationswunsch, neutral ist. Das heißt, daß der Therapeut weder darauf hinarbeitet, daß der Patient sich mit seinem biologischen Geschlecht versöhnt, noch daß er sich sofort mit dem Operationswunsch identifiziert und zügig aktiv wird, um möglichst schnell alle Hürden zu überwinden.

Es erleichtert und stabilisiert die Haltung des Therapeuten, wenn sie die Ergebnisse der Übersichtsarbeit von Pfäfflin und Junge (1992) über alle publizierten katamnestischen Untersuchungen operierter Transsexueller kennen, die den Wert von Psychotherapie in Verbindung mit hormoneller und operativer Behandlung belegt und unter anderem zu dem Ergebnis kommt, daß die Qualität der präoperativen psychotherapeutischen Betreuung einer der wichtigsten Prognosefaktoren für die postoperative psychische Stabilität ist.

3.1.2 Therapieziele und Vorgehen

Im einzelnen soll mit der Therapie folgendes erreicht werden:

1. Die **innere Stimmigkeit der individuellen Transsexualität** muß erarbeitet sein. Jeder Transsexuelle ist anders. Das heißt, daß er/sie auch die innere Repräsentanz des neuen Geschlechts ganz unterschiedlich ausgestaltet. Diese Ausgestaltung kann bei Therapiebeginn schon sehr weit entwickelt sein und sich subjektiv bewährt haben, sie kann aber auch noch in einem Entwicklungsprozeß sein. So benötigen manche Transsexuelle eine gewisse Zeit, um sich gegen stereotype Geschlechterklischees abzu-

grenzen und eine eigene, auch unkonventionelle Form von Weiblichkeit oder Männlichkeit zu finden. Es gibt auch den umgekehrten Fall, daß nach einer Phase der Irritation sich der Wunsch verfestigt, sich gerade an sehr stereotypen Vorbildern zu orientieren. So wünschen sich manche Mann-zu-Frau-Transsexuelle eine Zukunft in einer ganz konventionellen Hausfrauenrolle, während andere eine Identität als feministische Lesbe entwickeln.

Erfahrungsgemäß ist es recht unergiebig, mit Patienten auf der definitorischen Ebene zu besprechen, was sie unter männlich oder weiblich verstehen. Weitaus ergiebiger ist es, praktische Konfliktsituationen durchzusprechen oder zum Ausphantasieren konkreter Wunschvorstellungen zu ermuntern. Zweifel, Unsicherheiten oder Ambivalenzen sind nicht als Hinweise darauf zu interpretieren, daß die Transsexualität konflikthaft oder »unecht« sei. Vielmehr sprechen solche Prozesse eher für eine differenzierte Selbstwahrnehmung und Introspektion. Eine nicht seltene und therapeutisch mühsame Situation ist die, wenn Patienten nur sehr blasse Vorstellungen haben, wie sie ihr Leben im gewünschten Geschlecht ausfüllen und darstellen wollen. In solchen Fällen eignet sich das Durchsprechen konkreter Alltagssituationen eher als die Arbeit mit inneren Bildern.

2. Der Patient muß erprobt haben, wie er **die gewünschte Geschlechtsrolle in der Gesellschaft leben** kann. Dieses Ziel thematisiert den Umgang mit dem »Alltagstest« in der Therapie. Es ist hilfreich, wenn mit dem Patienten entwickelt werden kann, daß der Alltagstest aus der passiven (»vom Alltag getestet werden«) **und** der aktiven (»den Alltag testen«) Perspektive verstanden werden kann. Dann hat der Alltagstest nicht nur den Aspekt einer vom Patienten zu bestehenden Prüfung, sondern kann als aktive Gestaltungs- und Verhaltensaufgabe in dem Sinne verstanden werden, daß der Alltag vom Patienten daraufhin getestet wird, ob er sich so realisieren läßt, daß er für ihn lebbar ist. Dieses Therapieziel ist für die meisten Transsexuellen unmittelbar einsichtig.

Schwierigkeiten für die Patienten und gegebenenfalls auch Differenzen zum Therapeuten können sich aber ergeben in bezug auf die Dauer und Konsequenz des bisher gelebten Alltagstests. Häufig werden von Transsexuellen zunächst bestimmte Lebensbereiche ausgespart, in denen sie ihr gewünschtes Geschlecht noch nicht zeigen. Das ist sehr häufig der Beruf, nicht selten auch die Herkunftsfamilie. Angesichts solcher Inkonsistenzen ist es wichtig, an die therapeutische Grundhaltung einer neutralen Einstellung in bezug auf den transsexuellen Wunsch zu erinnern. Der Therapeut sollte hier weder auf Konsequenz drängen noch sollte er ein inkonsistentes Verhalten per se als Hinweis auf eine uneindeutige Transsexualität interpretieren. Als therapeutischer Fokus sind solche konflikthaften Inkonsistenzen aber sehr geeignet. Das läßt sich an einer typischen Konstellation deutlich machen: Viele Transsexuelle, die berufstätig sind, zeigen sich am Arbeitsplatz nicht im gewünschten Geschlecht, sondern beschränken ihr Verhalten auf den Bekanntenkreis (»privat bin ich Frau, am Arbeitsplatz Mann«), häufig mit der Perspektive, nach der Operation den Schritt auch am Arbeitsplatz zu tun. Eine solche Einstellung kann ein vernünftiges Kalkül sein, das das Risiko eines Arbeitsplatzverlustes realistisch gegen die Selbstverwirklichung in der gewünschten sozialen Rolle abwägt. Sie kann aber auch Ausdruck einer noch nicht weit entwickelten und innerlich noch unsicheren gegengeschlechtlichen Identifizierung sein, die projektiv - an der bislang ungeprüften Ablehnung des Arbeitgebers oder der Kollegen - abgewehrt wird. Und - der schwierigste und nicht eben seltenste Fall: beides kann ineinandergreifen. Die Frage, welcher Gesichtspunkt sich mit der Zeit durchsetzt, kann im Verlauf ein sehr produktiver Therapiefokus sein.

Am Ende der Therapie soll der Patient zu einer realistischen Einschätzung gekommen sein, wieweit er seine Art, mit anderen Menschen umzugehen, und seine konkrete Körperlichkeit als transsexueller Mensch in der Gesellschaft leben kann.

3. Der Patient muß zu einer **realistischen Einschätzung der Möglichkeiten der hormonellen und operativen Behandlung** gelangt sein.

Auf dem Hintergrund einer sich Jahre hinziehenden Identitätsunsicherheit, die oft einhergeht mit depressiver Verzweiflung und Resignation, ist die Aussicht auf reale Veränderungen der gehaßten Körperteile eng verbunden mit der Hoffnung auf eine Erlösung von einem langen Leiden an sich selbst. Diese Hoffnung kann dazu führen, daß die realen Möglichkeiten unrealistisch überhöht wahrgenommen werden. Das bezieht sich sowohl auf die körperlichen Behandlungsergebnisse als auch auf deren Auswirkungen auf das seelische Stimmigkeits- und Wohlbefinden.

Deshalb ist es sinnvoll, daß der Therapeut darauf achtet, daß der Patient sich bereits während der Therapie über die verschiedenen Behandlungsmöglichkeiten informiert. Die Information kann der Therapeut selbst geben, sehr hilfreich ist es auch, wenn Patienten in Selbsthilfegruppen die Erfahrungen von operierten Transsexuellen aufnehmen. Bei Fremdinformationen sollte der Therapeut deren Richtigkeit prüfen.

Aufgabe des Therapeuten ist es nicht, die Hoffnung der Patienten dadurch mürbe zu machen, daß er sich auf ihre Abwehrfunktion konzentriert und diese aufdecken will. Diese Tendenz besteht bei manchen Therapeuten, die der Überzeugung sind, daß die Operation an der psychischen Labilität der Patienten nichts ändere. Vielmehr ist hier das Ziel, für die Patienten ein breites Spektrum möglicher Ergebnisse zu eröffnen, das es ihnen später auch ermöglicht, mit suboptimalen Operationsergebnissen zu leben. Therapietechnisch bewährt es sich beispielsweise, mit den Patienten »worst case«-Phantasien durchzusprechen, also den Fall eines unbefriedigenden Operationsergebnisses oder erwartete und befürchtete Reaktionen anderer Menschen zu erörtern.

3.1.3 Therapieauflage oder Therapieempfehlung?

Die orientierende Richtlinie, daß Transsexuelle eine psychotherapeutische Behandlung gemacht haben sollen, ehe eine Operation durchgeführt werden kann, wird von den meisten Behandlern geteilt. Sie wird aber unterschiedlich begründet: Die problematischere Begründung ist die, daß die Operation eine ultima ratio sei, die dann gelte, wenn die Versöhnung mit dem biologischen Geschlecht durch eine Psychotherapie nicht gelungen und der Leidensdruck anders nicht zu beheben ist. Dies ist in aller Regel auch die

Begründung der Kostenträger. Diese Begründung läuft darauf hinaus, daß eine Psychotherapie mit einem Mißerfolg abzuschließen ist, ehe der Finanzierung der Operation durch den Medizinischen Dienst der Krankenkassen zugestimmt werden kann. Eine solche Begründung führt für Patienten wie Psychotherapeuten zu einer blockierenden Ausgangssituation. Die Patienten können sich in ihrem Verständnis auf eine Therapie gar nicht einlassen, da ein so definierter Therapieerfolg für sie einen Mißerfolg darstellt. Eine so angelegte Therapie hat den Charakter einer zu überwindenden Hürde. Ungewollt führt diese Auflage dazu, daß die Therapie abgesessen wird, zur Frustration aller Beteiligten.

Die andere Begründung versteht die Psychotherapie als Begleitung des Patienten in seiner transsexuellen Entwicklung, die dazu dient, die Entscheidungen, die der Patient trifft, mit ihm zusammen zu überprüfen und zu sichern. Hier richtet sich das Augenmerk nicht auf eine Ultima-ratio-Überlegung, sondern auf eine Prognose langfristiger psychischer Stabilisierung. Diese ist immer auch im Interesse der Patienten, so daß mit dieser Absicht sehr viel besser ein therapeutisches Arbeitsbündnis herzustellen ist.

Die Frage einer Therapieauflage stellt sich nur im Zusammenhang mit der Operation. Zugespitzt formuliert lautet sie: Kann eine Operation befürwortet werden, wenn sich ein Patient weigert, sich auf eine Therapie einzulassen? Wenn sie sich so stellt, ist dies bereits das Ergebnis einer Eskalation des Sich-nicht-verstehen-Wollens zwischen Behandler und Patient. Da vom Behandler mehr Freiheitsgrade im professionellen Handeln erwartet werden können als vom Patienten, sollte von ihm auch die Deeskalation ausgehen. Kein Psychologe oder Arzt ist gezwungen, eine Operationsindikation zu stellen, wenn er keine ausreichenden Kenntnisse hat, die er im Verlauf einer Betreuung oder Psychotherapie gewonnen hat. Dieses Argument sehen Transsexuelle in aller Regel auch ein. Andererseits kann es eine Zumutung für die Patienten darstellen, wenn sie von Therapeuten erfahren, daß eine Therapie nur dann als solche gelte, wenn sie mindestens 80 Sitzungen umfasse oder mindestens eine Sitzung in der Woche über zwei Jahre etc.

Psychotherapie sollte also prinzipiell als Empfehlung für die Transsexuellen ausgesprochen werden. Die Empfehlung darf nicht abstrakt sein, sondern sollte mit dem Angebot eines Therapieplatzes oder zumindest einer verbindlichen Vermittlung verbunden sein. Dabei sollte das Setting flexibel und nach individuellen Gegebenheiten ausgehandelt werden.

3.1.4 Das Setting

Verabredungen zu langen und hochfrequenten Psychotherapien lassen sich mit Transsexuellen nur in wenigen Ausnahmefällen treffen. Psychotherapieverabredungen mittlerer Frequenz und Dauer, also in der Größenordnung von 60 bis 80 Sitzungen bei einwöchiger Frequenz sind eher möglich, werden aber auch nicht häufig durchgeführt. Nach unseren Erfahrungen läßt sich mit transsexuellen Patienten relativ gut ein Zeitraum von einem Jahr verabreden, innerhalb dessen die Therapiefrequenz nach individuellem Bedarf verabredet werden kann. Ob man bei Therapiefrequenzen, die bei einer Sitzung im Monat oder seltener liegen, noch von Psychotherapie sprechen kann, mag strittig sein.

Letztlich bleibt das aber eine akademische Definitionsfrage, die zurücktritt hinter die entscheidende Frage der »Passung« von Patienten- und Therapeutenerwartung.

Wir haben in Einzelfällen transsexuelle Patienten auch zur stationären Therapie aufgenommen. Dies waren durchweg Fälle, in denen der Behandlungsfokus nicht die Transsexualität war, sondern bei denen andere Probleme im Vordergrund standen, z.B. Somatisierungsstörungen oder depressive Störungen. An verschiedenen Zentren wurden auch gute Erfahrungen mit ambulanten Gruppentherapien transsexueller Patienten, teilweise auch mit deren Partnern, berichtet. Dies läßt sich aus organisatorischen Gründen aber nur in Zentren mit relativ vielen transsexuellen Patienten realisieren.

Zusammenfassend läßt sich sagen, daß die niedrigfrequente ambulante Einzeltherapie das praktikabelste psychotherapeutische Setting ist.

3.1.5 Wann ist eine Therapie abgeschlossen?

Das optimale Kriterium für den Abschluß einer Therapie ist die Realisierung der oben genannten Therapieziele. Da diese auch Voraussetzung für die Indikation einer körperlichen Behandlung sind, kann dies darauf hinauslaufen, daß mit der Indikationstellung für eine Operation die Therapie beendet ist. In diesem Fall erfahren die Therapeuten nichts von Befinden der Patienten nach einer Operation. Natürlich sind solche katamnestischen Informationen für die Therapeuten wichtig, sicher noch wichtiger als in anderen Therapien, da die Operation für transsexuelle Patienten mehr als nur ein Lebensereignis unter anderen ist. Erfahrungsgemäß lassen sich katamnestische Absprachen leichter treffen, wenn der Therapeut eher seine Neugier als seine Sorge zum Ausdruck bringt. So gibt er dem Patienten auch die Gelegenheit, sich im gewünschten »Zustand« zu präsentieren und auch seinen eigenen Erfolg zu zeigen.

Von verschiedenen Experten wird, über katamnestische Interessen hinaus, eine postoperative psychotherapeutische Betreuung empfohlen. Nach unserer Erfahrung wird das nur von wenigen Patienten beansprucht.

In Fällen postoperativer Krisen sollte die Weiterführung der Therapie selbstverständlich sein. Solche Krisen können sich als depressive Episoden oder als Alkoholabusus äußern. Sie können aber auch eine vorwurfsvoll vorgebrachte chronische Unzufriedenheit mit den Operationsergebnissen ausdrücken und mit dem Wunsch an den Therapeuten verbunden sein, weitere Nachoperationen zu befürworten.

3.1.6 Qualifikationsvoraussetzungen der Therapeuten

Für die fachliche Qualifikation der Therapeuten gilt zunächst dasselbe wie für andere Therapien auch. Sie sollen eine Weiterbildung in einer anerkannten Psychotherapieform (tiefenpsychologisch orientierte Psychotherapie oder Verhaltenstherapie) haben. Sie müssen außerdem genügend psychodiagnostische und psychopathologische Kenntnisse haben, um eine transsexuelle Entwicklung erkennen und beurteilen zu können.

Erfahrenen Psychotherapeuten, die noch keine Behandlung mit transsexuellen Patienten durchgeführt haben, ist eine fallbezogene Supervision zu empfehlen. Sie tun sich leichter, wenn sie bei den ersten Transsexuellen-Behandlungen die Therapeuten- und Gutachteraufgabe trennen und alle gutachterlichen Aufgaben delegieren.

Literatur

Désirat, K. (1985): Die transsexuelle Frau. Stuttgart: Enke

Janssen, P.L. (1984): Zum transsexuellen Symptom in einem Partnerarrangement - Nur ein Fall? Psychotherapie Psychosomatik medizinische Psychologie 34, 76-80

Laszig, P., Knauss, W., Clement, U. (1995): Psychotherapeutische Begleitung einer transsexuellen Entwicklung. Zeitschrift für Sexualforschung 8, 24-38

Meyenburg, B. (1992): Aus der Psychotherapie eines transsexuellen Patienten. Zeitschrift für Sexualforschung 5, 95-110

Pfäfflin, F., Junge, A. (Hrsg.) (1992): Geschlechtsumwandlung. Stuttgart: Schattauer

Schwöbel, G. (1960): Ein transvestitischer Mensch, die Bedeutung seiner Störungen und sein Wandel in der Psychoanalyse. Schweizer Archiv für Neurologie und Psychiatrie 86, 358-382

3.2 Therapeut-Patient-Beziehung

Friedemann Pfäfflin

Am besten ließe sich die Therapeut-Patient-Beziehung anhand des langfristigen Verlaufs einer psychotherapeutischen Behandlung darstellen. Der Vorteil der mikroskopischen Genauigkeit ginge aber zu Lasten der Generalisierbarkeit, und man müßte letztlich viele verschiedene Verläufe detailliert nachzeichnen, wollte man jeweils im Konkreten das Allgemeine und im Typischen das persönlich Besondere herauskristallisieren. Angesichts des begrenzten Raumes wird deshalb im folgenden abgehoben auf ausgewählte Aspekte, die bei der konstruktiven oder destruktiven Wendung psychotherapeutischer Interaktionen mit transsexuellen Patienten immer wieder entscheidend sind.

3.2.1 Voreinstellungen

Ob zwischen Patienten mit transsexueller Symptomatik und Psychotherapeuten eine Beziehung zustande kommt und, wenn ja, wie sie sich dann gestaltet, hängt von vielen Faktoren ab, zuallererst aber davon, ob die Voreinstellungen des Therapeuten ebenso wie diejenigen des Patienten es zulassen, daß man sich überhaupt begegnet, daß man eine Verabredung trifft. Eine Selbstverständlicheit ist dies nämlich nicht.

Es gibt Psychotherapeuten, die es von vornherein ablehnen, sich mit dem Thema Transsexualität zu befassen, geschweige denn mit Personen, die sich »umwandeln« lassen wollen. Sie verstehen dieses Anliegen ausschließlich als Ausdruck masochistischer Tendenzen und bewerten die Geschlechtsumwandlung bzw. -angleichung als Verstümmelung. Damit wollen sie nichts zu tun haben, und sie sagen deshalb, wenn ein Patient mit diesem Anliegen anruft, gleich am Telefon, daß sie keine Zeit haben. Selten begründen sie ihre Entscheidung, was in einem Telefongespräch ja auch schwierig wäre und letztlich nichts ändern würde, und noch seltener nennen sie dem Patienten eine andere fachkundige Adresse.

Es kann auch sein, daß ihnen der manifeste Wunsch des Patienten zu nahe geht, sie sich dadurch in ihrer eigenen Geschlechtsidentität zu sehr in Frage gestellt sehen, so daß sie sich nicht frei auf therapeutische Arbeit einlassen können. Oder sie halten eine psychotherapeutische Behandlung für aussichtslos, jedenfalls was das Ziel anlangt, dem Patienten zu einer Versöhnung zwischen Geschlechtsidentitätserleben und körperlicher Anlage zu verhelfen. Vielleicht kennen sie Transsexuelle nur aus der Regenbogenpresse und fürchten um den Ruf ihrer Praxis. In all diesen Fällen ist es tatsächlich besser, wenn sie dem Patienten schon bei der telefonischen Anfrage mitteilen, daß sie als Therapeuten nicht zur Verfügung stehen.

Umgekehrt vermeiden es Menschen mit transsexueller Symptomatik in vielen Fällen, einen Psychotherapeuten aufzusuchen. Viele halten dies schon deshalb nicht für nötig, weil sie sich gar nicht als krank erleben. Sie sehen sich nicht als Patienten, und selbst die somatische Behandlung ist für sie nicht eine Krankenbehandlung, sondern einfach eine ihnen selbstverständlich zustehende Dienstleistung. Auf dem Weg zu ihrem Ziel kann der Psychotherapeut, so sagen sie sich und anderen, ohnehin nichts beitragen. Vermutlich steht hinter dieser Haltung die geheime Angst, der Psychotherapeut könnte die behauptete gegengeschlechtliche Identität in Frage stellen, von somatischer Behandlung abraten oder abzubringen versuchen, und gerade das ist schlecht erträglich, wenn man sich in einem meist längeren konflikthaften Prozeß über die Vorstellung einer gegengeschlechtlichen Identität gerade erst einigermaßen gefangen und stabilisiert hat. Der Psychotherapeut wird dann als Bedrohung, möglicherweise gar als Gegner erlebt. Für solche Patienten sind Behandlungsleitlinien wie die Standards of Care der Harry Benjamin International Gender Dysphoria Association (1990) ebenso wie die Regelungen des Transsexuellengesetzes, die Begutachtungen vorschreiben, mit denen Gerichte unter anderen auch Psychotherapeuten beauftragen, ärgerliche Hindernisse, die es möglichst zu unterlaufen gilt. Nicht selten verschaffen sich solche Patienten Hormone auf dem Schwarzmarkt und fahren zur Operation ins Ausland.

Neben solchen negativen Voreinstellungen finden sich allerdings auch Idealisierungen der psychotherapeutischen Möglichkeiten, sowohl auf seiten des Patienten, der vom Therapeuten entweder ganz selbstverständlich erwartet, daß er ihn von den transsexuellen Tendenzen befreit, oder, daß er ihm den roten Teppich ausrollt, auf dem die angestrebte Geschlechtsumwandlung glatt erreichbar ist. Beide Wünsche sind Wünsche nach Heilung, meist in der naiven Vorstellung, der Therapeut werde »es schon richten«. Korrespondierend dazu gibt es Psychotherapeuten, die sich selbst so überschätzen, daß sie sicher davon ausgehen, sie könnten noch jeden Transsexuellen von seinem Ziel der Geschlechtsumwandlung abbringen. Andere fühlen sich berufen, die »besseren« Psychotherapeuten zu sein. Sie identifizieren sich mit dem manifesten Wunsch der Patienten und unterstützen diesen ohne langes Nachfragen in allen praktischen Belangen. Schließlich gibt es eine dritte Kategorie von Psychotherapeuten, denen Transsexuelle vor allem Studienobjekte sind. Ihnen kann schon die flüchtige Kenntnis eines einzigen Falles ausreichen, um daraus weitreichende generelle Schlußfolgerungen über die psychosexuelle Entwicklung des Menschen überhaupt abzuleiten.

Wie günstige Voreinstellungen aussehen könnten, ist auf einer allgemeinen Ebene schwieriger zu beschreiben als die negativen Klischees. Der Patient sollte jedenfalls von einem solide ausgebildeten Psychotherapeuten erwarten dürfen, daß er ihm offen, interessiert und empathisch begegnet, daß er den manifesten Wunsch des Patienten ernst nimmt und daß er prinzipiell die drei großen Alternativen nicht gegeneinander abwertend ausspielt, nämlich die Perspektive, daß der Patient tatsächlich eine Geschlechtsumwandlung machen oder daß er sich in einem Zwischenbereich zwischen den Geschlechtsrollen dauerhaft einrichten oder schließlich, daß er den Geschlechtsumwandlungswunsch aufgeben wird. Unter qualitativen Aspekten hat keine dieser drei Hauptlösungen einen Primat.

Eine in dieser Weise offene Haltung ist leichter zu erreichen, wenn sich der Psychotherapeut die Mühe macht, sich möglichst breit und gründlich über Langzeitergebnisse psychotherapeutischer und somatischer Behandlungen von Patienten mit Geschlechtsidentitätsstörungen zu informieren. Genaue Kenntnisse der Wirkungen und Nebenwirkungen der einzelnen somatischen Interventionen erleichtern deren Bewertung. Nützlich sind Kontakte mit den örtlichen und überregionalen Selbsthilfeorganisationen ebenso wie mit den Einrichtungen und Kollegen, die somatische Behandlungen durchführen. Dies vor allem, um besser einschätzen zu können, was der Patient möglicherweise von dort an Erwartungen eingepflanzt bekam, so daß er glaubt, sich beim Erstkontakt in einer bestimmten Weise präsentieren zu müssen, um beim Psychotherapeuten sein Ziel zu erreichen. Gerade durch solche Anpassungsleistung wirkt er vielleicht eher unecht. Wohl am wichtigsten sind Begegnungen mit Transsexuellen, die ihre Behandlungen längst abgeschlossen haben, die um nichts mehr kämpfen müssen und die authentisch über ihre Erfahrungen mit zurückliegenden Behandlungen berichten.

Auch für die Patienten sind Informationen über die Behandlungsszene sowie Kontakte mit den Selbsthilfeorganisationen nützlich. Allerdings wird in letzteren weit mehr über die somatischen Behandlungsaspekte debattiert, als daß über gute Erfahrungen mit Psychotherapeuten gesprochen würde. In den veröffentlichten Autobiographien Transsexueller sowie in Berichten in Publikationsorganen der Selbsthilfegruppen schneiden Psychotherapeuten und Psychiater eher schlecht ab. Manche Selbsthilfegruppen präparieren Neulinge auf ihren ersten Besuch beim Psychotherapeuten ganz im Stil von Prüfungsvorbereitungsgruppen mit Schauergeschichten darüber, was man dem Psychotherapeuten auf keinen Fall erzählen darf, und mit Empfehlungen, was man ihm unbedingt sagen und wie man sich ihm gegenüber verhalten müsse, um bestimmte Ziele zu erreichen. Patienten, die sich davon beeinflussen lassen, sind meist schlecht beraten. Sie täten besser daran, zunächst einmal auf sich selbst zu hören und sich für eigene Beobachtungen und Urteilsbildungen offen zu halten.

3.2.2 Erstkontakt

Wie auch sonst in der Psychotherapie entscheiden oft die ersten Minuten der Begegnung darüber, ob es weitergehen wird oder nicht. Vor allem prüft der Patient, ob der Psychotherapeut vertrauenswürdig und kompetent ist. Auch wenn sich der Patient, was nicht regelmäßig der Fall ist, gleich als »Transsexueller«, das heißt als Typus, nicht als Individuum, präsentiert, will er als Person mit ganz eigenem Anliegen gesehen werden. Daher ist es wichtig, welche Anrede der Psychotherapeut bei der Begrüßung gebraucht, setzt er vor den Namen »Herr« oder »Frau«, oder erkundigt er sich, wie sein Gesprächspartner angesprochen werden will? Unter Umständen ist diese Nachfrage für den Patienten eine ganz neue Erfahrung, und wenn nicht, dann weckt sie doch Erinnerungen an leidvolle frühere Erfahrungen des Verspottetwerdens, oder sie ruft Erwartungsängste wach, wie wohl Eltern und Kollegen darauf reagieren werden, wenn der Patient seinen Wunsch offenbaren würde, als Angehörige(r) des anderen Geschlechts wahrgenommen und angesprochen werden zu wollen.

In der älteren Fachliteratur wurde immer wieder behauptet, und manchmal wurden auch entsprechende Szenen beschrieben, wonach Patienten mit transsexueller Symptomatik gleich im Erstgespräch den Therapeuten in erpresserischer Weise dazu bewegen wollten, sie zur Geschlechtsumwandlung an Chirurgen zu überweisen. Erpreßt wird sich der Therapeut meist dann fühlen, wenn er die somatischen Behandlungsmaßnahmen ganz generell für inadäquat hält. Dann muß ihm der manifeste Wunsch des Patienten als Nötigung erscheinen, nämlich etwas zuzustimmen, was er im Grunde genommen ablehnt. Anerkennt er sie dagegen als prinzipiell gangbare und für einzelne Patienten hilfreiche Alternative, kann er auf die Nötigung, sollte sie überhaupt je vorkommen, gelassen reagieren, etwa mit der Auskunft, daß noch jeder, der sich wirklich umwandeln lassen wollte, dieses Ziel erreicht hat und daß es keine Kunst ist, Psychotherapeuten dabei zu umgehen. In der Regel entlastet diese Auskunft, vorausgesetzt, sie ist ernstgemeint, die gespannte Interaktion sofort und lenkt die Aufmerksamkeit auf die viel wichtigeren Fragen, warum der Patient zum Psychotherapeuten kommt, warum er gerade jetzt kommt, worunter er leidet, was er ändern möchte usw. Meist kristallisieren sich dann rasch Themen und Symptomenkomplexe heraus, die viel drängender sind als das transsexuelle Begehren und die der therapeutischen Bearbeitung zugänglich sind.

Selbstverständlich geht es nicht darum, der konkreten Frage auszuweichen, ob man als Psychotherapeut grundsätzlich, wenn auch sicher nicht nach nur einem Gespräch, bereit ist, eine schriftliche Stellungnahme bzw. ein Gutachten abzugeben, mit dem eine gegengeschlechtliche Hormonbehandlung indiziert, die Kostenübernahme für chirurgische Eingriffe beantragt oder die Voraussetzungen für eine Vornamensänderung nach

Transsexuellengesetz beurteilt werden sollen. Unabhängig davon, ob er die Antwort auf diese Frage in einem Erstgespräch noch suspendiert, sollte sich der Psychotherapeut im Grundsatz dazu eine Meinung gebildet haben. Es gibt hierzu unterschiedliche Standpunkte, deren Begründungen jeder für sich selbst überprüfen muß. Einige Psychotherapeuten halten die Rollen des Gutachters und des Psychotherapeuten für prinzipiell unvereinbar. Andere sehen in der Aufgabe der Begutachtung eine günstige Möglichkeit, bei dem Patienten Mitarbeit und Selbstreflektion zu fördern. Es gibt auch Psychotherapeuten, die einmal so und einmal anders verfahren, je nach den besonderen Bedingungen des Einzelfalls. Unabhängig davon, wie die Entscheidung ausfällt, kommt es darauf an, sie dem Patienten plausibel zu begründen.

Überhaupt ist es wichtig, klare Vereinbarungen zu treffen über die Rahmenbedingungen der Psychotherapie und mit dem Patienten gemeinsam herauszuarbeiten, welche (Teil-) Ziele schrittweise angestrebt werden sollen. Darin, wie im übrigen in vielen anderen Aspekten, unterscheiden sich Erstgespräche mit transsexuellen Patienten nicht von anderen psychotherapeutischen Erstgesprächen. Daß diese Ziele im Laufe der Therapie neu festgelegt werden können, ist eine Selbstverständlichkeit.

Gar keinen Sinn macht es, den Patienten in der ersten Stunde damit zu konfrontieren, daß er nach einer Geschlechtsumwandlung keine Kinder mehr bekommen kann, und ihn zu fragen, ob er das schon bedacht habe. Ebenso unnütz sind sogenannte tiefe Deutungen, womöglich solche, die ihm die Notwendigkeit seiner transsexuellen Entwicklung in einem Satz aus frühkindlichen Erlebnissen und familiären Strukturen herleiten. Über die Kinderlosigkeit hat der Patient längst nachgedacht, und eine solche tiefe Deutung nach einer Stunde kann nichts anderes sein als eine bloße Rationalisierung des Therapeuten. Vielmehr geht es darum, den Patienten bei seinen gegenwärtigen Konflikten abzuholen, ihm durch Verstehen Entlastung zu verschaffen, damit der Grundstein gelegt wird für weitere gemeinsame Arbeit. Erwähnt zu werden bräuchten solche allgemeinen Regeln des Erstgesprächs gar nicht, berichteten nicht immer wieder Patienten von negativen Erfahrungen, die sie zum Abbruch einer Behandlung veranlaßten, bevor diese noch begonnen hatte.

3.2.3 Stufen der Interaktion

Der Psychotherapeut Lothstein, der in Cleveland, Ohio, viel mit transsexuellen Patienten gearbeitet hat, in Einzel- ebenso wie in Gruppen-Settings, beobachtete bei sich und anderen Psychotherapeuten einerseits und den Patienten andererseits wiederholt auftretende Interaktionsmuster, die eine gewisse Abfolge hatten. Dabei korrespondierten bestimmte Verhaltensweisen und Einstellungen zwischen Patienten und Therapeuten. Schematisch ist die Abfolge in Tabelle 1 dargestellt.

Die Beobachtungen von Lothstein sind hilfreich. Es bleibt aber zu bedenken, daß die Interaktionen nicht regelmäßig in gleicher Weise ablaufen. Zwar hatte Lothstein sein Schema aus Beobachtungen in der Behandlung von Patienten mit Geschlechtsidentitätsstörungen abgeleitet und immer wieder betont, daß es sich bei diesen Störungen nicht um

Tab. 1 Stufen der Interaktion (nach Lothstein 1977)

Patient → Therapeut	**Supplementation → Patient**
Exhibition, Bekenntniszwang	Voyeurismus
Mißtrauen, Skeptizismus	Kognitive Verwirrung
Überidealisierung, Omnipotenz	Überidealisierung vs. verleugnende Gleichgültigkeit
Zurückweisung - Gleichgültigkeit vs. Annahme - Beziehung	Durcharbeiten

einheitliche klinische Phänomene handelte oder um Störungen mit gleicher Ursache, aber letztlich rechnete er die transsexuelle Symptomatik doch (vereinheitlichend) den Borderline-Persönlichkeitsstörungen zu. Man engt sich aber als Psychotherapeut sehr ein, wenn man bei Patienten mit transsexueller Symptomatik nur auf die Transsexualität starrt oder auf die angestrebte oder die zu vermeidende Geschlechtsumwandlung. Auch die diagnostische Zuordnung zu den Borderline-Persönlichkeitsstörungen ist eine solche Einengung, die in der psychotherapeutischen Arbeit meist mehr stört als nützt.

Wenn der psychotherapeutische Prozeß erst einmal in Gang gekommen ist, dann stehen einzelne Beschwerden, Symptome und Konflikte im Vordergrund und verlangen nach Bearbeitung. Zum Beispiel sind Suizidalität und Depression bei Transsexuellen häufig, aber auch Abhängigkeitserkrankungen, Zwänge und Konversionssyndrome können einen breiten Raum einnehmen. Für den Therapeuten ist es daher notwendig, zunächst seine eigene Therapiemotivation gegenüber dem einzelnen Patienten, den er in Behandlung hat, zu überprüfen, bevor er die Therapiemotivation und Mitarbeit des Patienten in Frage stellt.

Die Psychotherapie transsexueller Patienten gilt allgemein als schwierig, eine Einschätzung, die vermutlich darin begründet ist, daß bisher zu wenige Psychotherapeuten damit Erfahrung haben, oder aber darin, daß sich einzelne Therapeuten zu viel damit beschäftigen, wodurch sich ihr Erfahrungshorizont einengt, so daß sie sich zunehmend überlastet fühlen. Erweitert man seinen Blick in andere Bereiche, stößt man - letztlich nicht überraschend - auf ähnliche Einschätzungen: Auch die psychotherapeutische Behandlung von Drogenabhängigen und Alkoholkranken gilt als schwierig, oder die Behandlung von Anorektikerinnen und Bulimikerinnen. Gestützt auf langjährige Erfahrungen hat Schwoon (1988) die Motivation zur Alkoholismustherapie untersucht, insbesondere die Motivation der Therapeuten, und dabei ohne Anspruch auf Vollständigkeit zwölf Phasen herausgearbeitet, die die Interaktion der Therapeuten mit ihren Patienten kennzeichnen (Tab. 2).

Diese Phasen lassen sich ohne Mühe auf die Behandlung von Patienten mit transsexueller Symptomatik übertragen, auch wenn dies hier nicht im einzelnen ausbuchstabiert

Tab. 2 Motivationsentwicklung bei Therapeuten (nach Schwoon 1988)

- Hoffnung, Optimismus
- Erste Tiefschläge, Gefühle persönlichen Scheiterns, Enttäuschung
- Kontrolle (z.B. motivationsprüfende Eingangsschwellen zur Therapie)
- Eskapismus
- Beharrlichkeit
- Solidarität mit den Patienten
- Weinerlichkeit
- Realitätsorientierung
- Offene Auseinandersetzung
- Neue Kontaktaufnahme
- Respekt
- Selbstverständlichkeit

werden soll, und zwar nicht nur auf die psychotherapeutische Behandlung. Auch in der Interaktion mit den Chirurgen lassen sich entsprechende Interaktionsmuster identifizieren. Was in den Bezeichnungen der Phasen umgangssprachlich formuliert ist, läßt sich in die psychoanalytische Terminologie von Übertragung, Gegenübertragung, Abwehrmechanismen und Objektbeziehungen transponieren.

Die Reihenfolge, in der die Phasen durchlaufen werden, mag wechseln, und der Psychotherapeut kann sich in der Interaktion mit einem Patienten in einer anderen Phase befinden als mit anderen Patienten, die er gleichzeitig behandelt. Worauf es aber ankommt, ist, die unterschiedlichen Stufen, Phasen oder Befindlichkeiten des Therapeuten im Verlauf der Behandlung genauso wie jene des Patienten immer neu zu reflektieren und, wo es passend ist, bei Deutungen der Interaktion zu nutzen, damit das Agieren in und außerhalb der therapeutischen Beziehung soweit wie möglich reduziert wird.

3.2.4 Dauer, Frequenz, Setting und andere Rahmenbedingungen

Bei Patienten, bei Krankenkassenvertretern, aber auch bei manchen Ärzten und Psychotherapeuten trifft man zuweilen auf das Mißverständnis, die Indikation für hormonelle und chirurgische Behandlung sei dann zu stellen, wenn sich eine Psychotherapie bestimmter Dauer, z. B. über ein halbes Jahr, als erfolglos erwiesen hat. Wer so argumentiert, bemißt den Erfolg allein an dem Ziel, der Patient solle seinen Operationswunsch aufgeben. Unter einer solchen Prämisse werden Patient und Psychotherapeut mit hoher Wahrscheinlichkeit entgegengesetzte Ziele verfolgen und aneinander vorbeireden, bis das gesetzte Zeitlimit erreicht ist.

Manche Therapeuten setzen einen bestimmten Zeitrahmen, z. B. ein Jahr, und erklären dem Patienten, daß sie soviel Zeit brauchen werden, um ihn kennenzulernen, ihn zu verstehen und seine Entscheidung mittragen zu können. Wenn diese Begründung ernst gemeint ist und nicht nur formal ins Spiel gebracht wird, kann sie von den meisten

Patienten akzeptiert werden, ohne daß sie sich deshalb hingehalten erleben. Wenn dabei darüber hinaus offen bleiben kann, wie die Entscheidung letztlich ausfallen wird, ist dies in vielen Fällen ein günstiges Arrangement, vorausgesetzt, es finden während des Jahres auch ausreichend Therapiesitzungen statt. Dieser Vorbehalt ist wichtig, denn der zeitliche Rahmen kann auch formalisiert und dadurch ad absurdum geführt werden. Ein Patient erschien zum Zweitgespräch auf die Stunde genau ein Jahr nach dem ersten Gespräch erneut in der Praxis in der Erwartung, nunmehr die Voraussetzungen des Therapeuten, die er allzu wörtlich verstanden hatte, erfüllt zu haben. Erst bei diesem zweiten Gespräch konnte er verstehen, daß es bei der Indikation für somatische Behandlungen nicht einfach um Formalien, auch nicht um irgendwelche vorgeschriebenen Wartezeiten geht, sondern um die sorgfältige gemeinsame Abwägung der vom Patienten längst getroffenen Entscheidung und (im konkreten Fall) um Hilfen, seine eigenen Hemmungen, Ängste und Zweifel zu verstehen und zu bearbeiten, die ihn daran hinderten, den angestrebten Rollenwechsel zu vollziehen.

Wieder andere Therapeuten verlangen von ihren Patienten, sich zu verpflichten, während der Dauer der Psychotherapie unter keinen Umständen mit einer hormonellen Behandlung oder anderen somatischen Eingriffen, wie z. B. Epilationsbehandlung des Gesichtsbartwuchses, zu beginnen. Wenn ein Patient dem zustimmt und sich auch daran halten kann, ist dies sicherlich eine sinnvolle Vereinbarung. Für viele Patienten bedeutet sie aber eine Überforderung und eine Aufforderung zur Unterwerfung, gegen die sie sich wehren müssen.

Am günstigsten scheint, den Patienten dort abzuholen, wo er sich befindet, und ihm gleichzeitig deutlich zu machen, daß man auch als Therapeut Zeit braucht, die Entscheidung mitzutragen. Tatsächlich kann man sich in Erstgesprächen sehr täuschen. Es gibt Patienten, bei denen die eigenen Regeln überflüssig erscheinen. Sie wirken im Erstgespräch so überzeugend und stabil als Transsexuelle, daß man sich fragt, ob man ihnen und sich selbst eine längere psychotherapeutische Arbeit zumuten soll. Bei weiteren Gesprächen stellt man dann mit Erstaunen fest, wie wenig sie über sich wie über die von ihnen gewünschte geschlechtsangleichende Behandlung wissen, wie illusionär ihre Erwartungen sind und wie rasch sie sich von ihrem Vorhaben wieder distanzieren, wenn erst einmal primär nicht erkennbare familiäre und partnerschaftliche Konflikte zur Sprache gekommen und durchgearbeitet worden sind. Umgekehrt gibt es Patienten mit transsexueller Symptomatik, bei denen nach dem Erstgespräch ganz unvorstellbar erscheint, daß sie jemals einen Alltagstest beginnen und die dabei zu erwartenden Konflikte meistern werden, die sich dann jedoch in weiteren Gesprächen entfalten, an Kontur gewinnen, und die schließlich von einer Geschlechtsumwandlung sehr profitieren.

Es kann daher sinnvoll sein, und in der eigenen Arbeit hat es sich bewährt, Art, Dauer und Frequenz der Therapie anfangs noch offen zu halten und sie gegebenenfalls erst später in Absprache mit dem Patienten festzulegen bzw. erneut abzuändern. Die zeitliche Vorgabe von »einem Jahr« stellt eine gute Orientierung dar, sollte aber auch nicht zur Zwangsjacke werden. Manchmal wird dieser Zeitrahmen (erheblich) überschritten werden müssen. Ausnahmsweise mag es auch angezeigt sein, ihn zu unterschreiten, doch sollten die Gründe dafür dann genau dokumentiert und womöglich auch in einer Supervision diskutiert werden.

Bei eigenen Nachuntersuchungen von Patienten, die sich unter Umgehung einer fortlaufenden Behandlung in Deutschland auf dem Schwarzmarkt Hormone besorgt und sich im Ausland hatten operieren lassen, war häufig die Klage zu hören, daß sich der Mangel an adäquater Beratung und Vorbereitung bitter gerächt hatte. Sie waren plötzlich mit psychischen, somatischen, sozialen und rechtlichen Wirkungen und Nebenwirkungen der Behandlungen konfrontiert, mit denen sie nie gerechnet, an die sie noch nicht einmal gedacht hatten. Viele dieser Patienten betonten, wie sehr sie sich im nachhinein psychotherapeutische Unterstützung gewünscht hätten. Aufgrund eigener Erfahrungen mit Psychotherapeuten oder orientiert an Berichten von Leidensgenossen hatten sie sich früher aber nicht vorstellen können, bei Psychotherapeuten angenommen zu werden, solange sie an ihrem Operationswunsch festhielten.

Psychotherapeuten sollten darauf gefaßt sein, daß ihre Patienten auf eigene Faust Hormonbehandlungen beginnen, zusätzlich andere Ärzte konsultieren und ohne Absprache somatische Eingriffe vornehmen lassen und dies unter Umständen über längere Zeit verschweigen. Es ist ein großer Fortschritt, wenn der Patient dies selbst in der Therapie thematisieren kann. Insbesondere wenn er mehrere Transsexuelle in Behandlung hat, erfährt es der Therapeut manchmal zuerst von anderen Patienten und muß es dann von sich aus ansprechen. Für das weitere Arbeitsbündnis ist es wichtig herauszuarbeiten, warum solche Nebenschauplätze geheim gehalten werden mußten. Verkehrt wäre, deswegen die Therapie abzubrechen.

Nähe/Distanz- sowie Autonomie/Abhängigkeitsregulierungen sind empfindliche Schnittstellen der Psychotherapeut-Patient-Beziehung. Das ist nicht verwunderlich vor dem Hintergrund, daß es in der transsexuellen Symptomatik um autonome Geschlechtsidentitätsfestlegung geht, die aber gleichzeitig auf die Affirmation durch andere und deren tätige Mithilfe bei der Angleichung der körperlichen Bedingungen angewiesen ist. In Anknüpfung an die Terminologie Hartmanns (1939), der allo- und autoplastische Adaptationsmodi unterschied, kann man bei der Verwirklichung transsexueller Wünsche von einer allo-/autoplastischen Verschränkung sprechen (Pfäfflin 1993): Wären die Patienten nicht auf die Mithilfe anderer, die aus ihnen das machen sollen, was sie behaupten, schon zu sein, angewiesen, könnten sie sich mit einem Rollenwechsel begnügen und bräuchten keinen Psychotherapeuten oder Chirurgen.

Der Gang zum Therapeuten dokumentiert den Konflikt zwischen Abhängigkeitswunsch und Abhängigkeitsangst, und deshalb kann auch der Frequenz therapeutischer Sitzungen so große Bedeutung zukommen, weil diese ein, wenn auch äußerlicher Gradmesser der Abhängigkeit ist. Für viele Patienten ist anfangs ein wöchentlicher Rhythmus der Therapiesitzungen schon viel zu dicht. Sie brauchen eine (sehr) niederfrequente supportive Psychotherapie (mit Therapiesitzungen z. B. alle 2 bis 4 Wochen), und es kann sein, daß sie anfangs auch das Agieren mit somatischen Zusatzbehandlungen brauchen, um ihre Autonomie und fragile Identität zu wahren, die durch Deutungen des Agierens weiter gefährdet würden mit der Gefahr des Behandlungsabbruchs. Ist das Arbeitsbündnis einmal etabliert, dann kann die Frequenz auf ein, manchmal auch auf zwei Sitzungen pro Woche erhöht werden, und der Wunsch nach mehr Behandlungsterminen kommt dann meist vom Patienten. Ob die supportive Therapie in eine tiefenpsychologisch fundierte oder analytische Psychotherapie überführbar ist, hängt sehr von den individuellen Verhältnissen ab.

Hochfrequente analytische Psychotherapien (mit 3 oder mehr Wochenstunden vis-à-vis oder auf der Couch) dürften, wenn überhaupt, nur in den seltensten Fällen indiziert sein, und dann auch nicht als primäre Indikation, sondern erst nach dem Vorlauf einer längerfristigen supportiven und tiefenpsychologisch fundierten Psychotherapie. In der Literatur finden sich mehr Belege für Behandlungsabbrüche als für -abschlüsse bei primär hochfrequent begonnenen analytischen Psychotherapien und Psychoanalysen. Das ist nicht verwunderlich, denn die große Nähe und Abhängigkeit, die allein schon durch das entsprechende Setting bedingt sind, stellen für die fragile Abwehr des Patienten eine massive Bedrohung dar, vor der er sich durch den Behandlungsabbruch in Sicherheit bringen muß. Sehr selten kommt es vor, daß Patienten mit transsexueller Symptomatik aus narzißtischen Gründen von Anfang an nichts weniger als eine hochfrequente Psychoanalyse wollen. Hier ist bezüglich der Indikation eher Zurückhhaltung geboten, weil mit maligner Regression zu rechnen ist, die den Patienten so sehr destabilisieren kann, daß schließlich stationäre psychiatrische oder psychotherapeutische Behandlung erforderlich werden kann.

Als Regelbehandlung sind die supportive und die tiefenpsychologisch fundierte Psychotherapie am geeignetsten, in eher seltenen Fällen auch niederfrequente analytische Therapien im Setting vis-à-vis. Diesbezüglich herrscht Übereinstimmung mit den Ausführungen von Clement und Senf (vgl. Kap. 3.1).

Eher fraglich erscheint es dagegen, ob es sinnvoll ist, die Therapieziele so zu fokussieren, daß das Therapieende zeitlich mit der Indikationstellung für chirurgische Eingriffe zusammenfällt (vgl. Clement und Senf, a.a.O.), oder ob es nicht besser ist, es unabhängig davon zu verabreden. Denn erstens ist denkbar, daß der Patient den Operationswunsch aufgibt, was noch lange nicht heißt, daß es ihm dann schon besser geht. Das Gegenteil kann der Fall sein und eine um so intensivere Psychotherapie erfordern. Zweitens ist nicht sicher vorhersehbar, wie der Patient die chirurgischen Eingriffe und die Personenstandsänderung und deren Konsequenzen verkraften wird. Es kann sein, daß es ihm dann gut geht und es ihm dennoch wichtig ist, seinen Erfolg mit dem Therapeuten zu teilen und Dankbarkeit für die bisherige Begleitung zum Ausdruck zu bringen. Es können aber auch Entlastungsdepressionen auftreten, wenn das lange angestrebte Ziel endlich erreicht ist, und solche Depressionen sind nicht zu unterschätzen, ohne daß sie deshalb als Mißerfolg der bisherigen Behandlung zu werten sind. Der Patient soll von vornherein wissen, daß ihm der Therapeut auch nach »der Operation« zur Verfügung steht. Mit diesem Angebot relativiert er die Bedeutung der chirurgischen Eingriffe im Rahmen einer sog. Geschlechtsumwandlung in angemessener Weise. Drittens sind eine nennenswerte Zahl von Patienten erst nach Abschluß der somatischen Behandlung, wenn sie nicht mehr darum kämpfen müssen und wenn sie in der gewünschten Geschlechtsrolle anerkannt sind, überhaupt erst in der Lage, Konflikte, die den transsexuellen Wunsch speisten und die sie trotz Umwandlung immer noch quälen, zu bearbeiten. Die von Clement und

Senf (a.a.O.) angesprochene, vorwurfsvoll vorgetragene chronische Unzufriedenheit und die in der Literatur wiederholt beschriebenen Forderungen nach immer weiteren (Korrektur-) Operationen deuten in aller Regel darauf hin, daß die präoperative Psychotherapie ungenügend war und der Patient vom Therapeuten noch etwas anderes will als nur eine Überweisung zu einem weiteren Eingriff. Offeriert der Psychotherapeut von Anfang an eine Behandlung, die unabhängig von der Operationsindikation terminiert ist und die auch nach der Operation noch ein oder zwei Jahre fortgeführt wird, dann wird die Wahrscheinlichkeit einer chronischen Unzufriedenheit deutlich reduziert.

Literatur

Hartmann, H. (1939): Ich-Psychologie und Anpassungsproblem. Stuttgart: Klett 1960

Lothstein, L. M. (1977): Psychotherapy with patients with gender dysphoria syndromes. Bulletin of the Menninger Clinic 41, 563-582

Pfäfflin, F. (1993): Transsexualität. Beiträge zur Psychopathologie, Psychodynamik und zum Verlauf. Stuttgart: Enke

Schwoon, D.R. (1988): Die Motivation zur Alkoholismustherapie. In F. Pfäfflin, H. Appelt, M. Krausz, M. Mohr (Hrsg.): Der Mensch in der Psychiatrie. Berlin, Heidelberg, New York: Springer, S. 289-297

4 Voraussetzungen der körperlichen Behandlung

4.1 Indikation und Überweisung zur hormonellen und chirurgischen Behandlung, Kostenübernahmeanträge

Friedemann Pfäfflin

4.1.1 Geschlechtshormone

In Deutschland dürfen Apotheken Geschlechtshormone nur gegen Vorlage eines von einem Arzt für eine bestimmte Person ausgestellten Rezepts verkaufen. Diese Regelung ist begründet, denn es handelt sich um hochwirksame Arzneimittel, die zusätzlich zu ihren erwünschten Wirkungen gefährliche Nebenwirkungen haben können. Trotz der Verschreibungspflicht scheint es nicht schwierig zu sein, den Arzt zu umgehen, da Geschlechtshormone in vielen Haushalten in Gebrauch sind. Viele Transsexuelle berichten z. B. davon, daß sie der Schwester, der Freundin oder der Mutter hormonhaltige Antikonzeptiva (»Antibabypille«) oder Hormone gegen Postmenopausenbeschwerden entwendeten und sie heimlich nahmen. Manchmal wird die Pille auch im Einverständnis mit den Angehörigen zweckentfremdet. Andere berichten davon, daß sie auf dem Schwarzmarkt in Rotlichtbezirken jederzeit Hormone bekommen können, wieder andere von der Einnahme direkt oder indirekt hormonell wirksamer Anabolika, die ihnen in Bodybuilding-Studios zugänglich gemacht werden. Manchmal sind es andere Transsexuelle, die Neulingen die ihnen verschriebenen Hormone »zum Probieren« anbieten. Bedauerlicherweise geschieht dies auch in Selbsthilfegruppen. Aus den Großstädten wird von Apotheken berichtet, die Geschlechtshormone ohne Rezept abgeben, und von Ärzten, die auf Wunsch und gegen eine geringe Gebühr unbesehen Hormonrezepte ausstellen. Manche Selbsthilfegruppenmitglieder empfehlen, zu Ärzten zu gehen, von denen sie wissen, daß sie schon nach einem oder zwei Besuchen Hormonrezepte ausstellen.

So verbreitet alle diese Praktiken sind, so bedenklich sind sie. Zwar stellen nur der rezeptfreie Apothekenverkauf und die unbesehene Rezeptur durch Ärzte formal verfolgbare Rechtsverstöße dar, wohingegen die Rezeptur durch den Arzt nach ein oder zwei Konsultationen durch dessen Privileg der Kurierfreiheit legitimiert ist. Damit ist gemeint, daß es dem Arzt freisteht zu verschreiben, was er für indiziert hält, solange nicht gesetzliche Regelungen die Verschreibung in bestimmter Weise einschränken, wie dies z. B. bei Betäubungsmitteln der Fall ist. Bedenklich ist auch diese Praxis dennoch, weil durch sie Weichen in Richtung einer somatischen Veränderung gestellt werden zu einem Zeitpunkt, zu dem die Diagnose weder abgesichert ist, noch daher eine den Regeln der ärztlichen Kunst genügende Indikation für eine gegengeschlechtliche Hormonbehandlung gestellt werden kann.

Ein formal festgelegtes und allgemein verbindliches »Gutachterverfahren« zur Verschreibung von Hormonen an Patienten mit transsexueller Symptomatik gibt es nicht. Entgegen dem, was Ärzte gegenüber Patienten immer wieder behaupten, enthält das Transsexuellengesetz keinerlei Angaben, die als Zulassungsbedingungen für die somatische Behandlung ausgelegt werden könnten. Es regelt ausschließlich zivilrechtliche Fragen im Zusammenhang der Vornamens- und Personenstandsänderung, nicht dagegen Behandlungsfragen. Der Arzt muß vor Beginn einer solchen Behandlung daher auch nicht die Krankenkasse um deren Einwilligung fragen. Er muß aber folgenden Gesichtspunkten Rechnung tragen, bevor er die Indikation stellt:

1. Als erstes ist zu prüfen, ob die diagnostischen Voraussetzungen dafür gegeben sind, d. h., ob die Geschlechtsidentitätsstörung des Patienten einen Grad erreicht hat, der den diagnostischen Kriterien der Transsexualität entspricht. Diese Kriterien betreffen vor allem die symptomatologisch-phänomenologische sowie die strukturelle Ebene, die relativ leicht im Querschnitt einer einzeitigen oder wiederholten Untersuchung zu beurteilen sind, dann aber auch die Längsschnittdimension, für die eine Verlaufsbeobachtung oder besser -begleitung unabdingbar ist. Die Angaben des Patienten, daß er sich schon seit Jahren oder »schon immer« als Angehörige(r) des anderen Geschlechts erlebt hat, genügen nicht. Zu beurteilen ist, wie sich dieses Erleben im Verhalten Ausdruck verschafft hat. Fremdanamnestische Angaben von Freunden und Angehörigen können hier hilfreich sein, ersetzen aber eigene Verlaufsbeobachtungen nicht. Zu fragen ist nämlich z. B. auch, warum der Patient, wenn er sich tatsächlich schon seit Jahren dem anderen Geschlecht zurechnet oder wenn er sich gar entsprechend verhielt, bislang ohne somatische Behandlung auskam. Was sind die akuten und vermutlich konflikthaften Anlässe, die seine bisherige Stabilität ins Wanken brachten, so daß er glaubt, jetzt somatische Behandlung zu brauchen, um sich wieder zu stabilisieren?

2. Weiter sind die prognostischen Voraussetzungen zu prüfen. Dazu gehört die Abschätzung, ob der Patient die möglichen Folgen (Wirkungen und Risiken) einer gegengeschlechtlichen Hormonbehandlung ausreichend verstehen und beurteilen kann, um einer solchen Behandlung rechtskräftig zuzustimmen. Wichtiger noch ist die Abschätzung, welche psychosozialen Konsequenzen sich für ihn aus dem Rollenwechsel ergeben werden und ob er dauerhaft ein Leben in der anderen Geschlechtsrolle wird meistern können. Denn für ihn ist der Beginn der Homonbehandlung regelmäßig verknüpft mit der Erwartung, daß in absehbarer Zeit chirurgische Eingriffe folgen werden. Der Beginn der Hormonbehandlung ist daher eine Weichenstellung, bei der die langfristigen Coping-Mechanismen des Patienten bezüglich einer chirurgischen Geschlechtsangleichung nicht hoch genug bewertet werden können.

3. Die somatischen Voraussetzungen, d. h. die Abklärung möglicher Risikofaktoren für unerwünschte Nebenwirkungen der Hormonverabreichung, werden hier erst an dritter Stelle genannt. Diese Abklärung sollte eine Selbstverständlichkeit sein (wie im übrigen später die regelmäßigen somatischen Verlaufskontrollen), wird aber oft vernachlässigt.

Es kann nicht genug betont werden, und es wird daher hier wiederholt, daß der Beginn einer Hormonbehandlung in der Regel die entscheidende Weichenstellung in Richtung weiterer somatischer Eingriffe darstellt, weit wichtiger - und gleichzeitig bezüglich der Folgen irreversibler - als z. B. eine Vornamensänderung entsprechend dem Transsexuellengesetz. Die Indikation, insbesondere hinsichtlich der Punkte 1 und 2, sollte gemeinsam mit dem Patienten von dessen psychosozialen Betreuern gestellt werden, die den Patienten schon lange kennen (z.B. Psychiater, Nervenarzt, Arzt für Psychotherapeutische Medizin, Psychoanalytiker, Psychotherapeut, klinischer Psychologe), nicht vom Endokrinologen, Gynäkologen, Urologen oder Hausarzt, denen vor allem die Aufgabe zufällt, entsprechend Punkt 3 somatische Kontraindikationen auszuschließen, die individuelle Hormondosierung zu bestimmen und langfristig deren Anwendung hinsichtlich Wirkungen und Nebenwirkungen zu kontrollieren.

Im Vergleich zur langfristigen Bedeutung der Hormonindikation sind die Hürden, die dafür zu überwinden sind, gering. Eines formellen Gutachtens bedarf es nicht. In der Regel genügt ein ausführlicher Bericht (Arztbrief) an den Kollegen aus der somatischen Medizin, der schließlich die konkreten Aspekte der Hormonbehandlung mit dem Patienten bespricht und in die Hand nimmt. Aus praktischen Gründen sollte ein solcher Bericht kürzer sein als ein Gutachten zur Vornamensänderung nach TSG, weil lange Berichte erfahrungsgemäß ungelesen in den Krankenblättern abgelegt werden. Ein bloßes Rezept mit den Angaben »Diagnose: Transsexualität« und »Hormonbehandlung indiziert« ist allerdings nicht ausreichend.

Nachdrücklich ist festzuhalten, daß die Gutachten zur Vornamensänderung nach TSG prinzipiell nicht hinreichen, um aus ihnen die Indikation für eine gegengeschlechtliche Hormonbehandlung abzuleiten, es sei denn, diese Indikation ist dort - über den eigentlichen Gutachtenauftrag hinausgehend - ausdrücklich begründet. Zwar werden in den TSG-Gutachten diagnostische und prognostische Fragen beantwortet. Die Beurteilung des Sachverständigen, daß sich »mit hoher Wahrscheinlichkeit am Zugehörigkeitsempfinden das Antragstellers zum anderen Geschlechts nichts mehr ändern wird«, kann jedoch auch dann zutreffen, wenn sich zum gegenwärtigen Zeitpunkt oder langfristig die Indikation für eine gegengeschlechtliche somatische Angleichung ausdrücklich nicht stellen läßt, z. B. in Fällen erheblicher Minderbegabung, bei somatischen Kontraindikationen oder unter besonderen Lebensbedingungen, wie z.B. unabsehbar langer Strafhaft.

Bei der Abfassung von Überweisungsbriefen zur Hormonbehandlung kann man sich an den in Tabelle 3 aufgeführten Gesichtspunkten orientieren.

Abschließend ist zu fragen, ob angesichts der Bedeutung der Hormonindikation nicht doch ein formales Gutachterverfahren eingeführt werden sollte. Obwohl inhaltliche Gründe dafür sprächen, überwiegen entgegengesetzte Gesichtspunkte. Erstens ist, wie die Praxis schon jetzt zeigt, die fachkundige Indikation ohne nennenswerten Aufwand zu unterlaufen, und es stünde zu erwarten, daß diese Tendenz zunähme. Zweitens wäre damit eine weitere Bürokratisierung der Geschlechtsumwandlung verbunden. Drittens entstünden zusätzliche Kosten. Viertens, und dies ist ausschlaggebend, hätte ein solches Verfahren nur zur Folge, daß ein weiteres Agierfeld im Kampf um Anerkennung des Geltungsanspruchs bezüglich der behaupteten Geschlechtsidentität eröffnet würde,

Tab. 3 Überweisungsbriefe zur Hormonbehandlung

Diagnose	unter Berücksichtigung der oben aufgeführten symptomatisch-phänomenologischen, strukturellen und prognostischen Gesichtspunkten
Aktueller Befund, Anamnese und soziale Situation	Kurze Darstellung der wesentlichen Lebensdaten
Bisherige Behandlung	Beginn, Dauer, Frequenz Therapieziele und bisher Erreichtes Einbezug von Angehörigen Perspektive der weiteren psychotherapeutischen Behandlung Erfahrungen des Patienten im Alltagstest Sind geschlechtsangleichende chirurgische Eingriffe geplant? Zeitliche Perspektive dafür?
Indikationen zur Hormonbehandlung	Warum jetzt? Sind somatische Kontraindikationen schon abgeklärt (Befunde beilegen), oder soll der Kollege dies übernehmen? Wie wurde der Patient bisher über Wirkungen und Nebenwirkungen der Hormonbehandlung aufgeklärt?
Rechtliche Aspekte	Ist die Vornamensänderung beantragt? Wer hat gegebenenfalls Gutachten erstellt und sind diese (mit schriftlichem Einverständnis des Patienten) einsehbar?
Formales	Länge des Schreibens 1,5 bis maximal 4 Seiten

anstatt die geringen therapeutischen Ressourcen dafür zu nutzen, dem Patienten behilflich zu sein, sich innere Räume zu schaffen, mehr Freiheitsgrade im Umgang mit sich und anderen zu gewinnen, seine Symbolisierungsfähigkeit zu entwickeln, anstatt seine Energie im Kampf um konkretistische Ziele zu vergeuden.

4.1.2 Chirurgische Behandlung

Im Zusammenhang mit Transsexualität wird häufig von »der Operation« gesprochen. Dabei wird übersehen, daß es sich um eine Reihe sehr unterschiedlicher chirurgischer Eingriffe handelt, mit denen vergleichsweise minimale (z. B. Epilation des Gesichtsbartwuchses) ebenso wie massiv einschneidende Veränderungen (z. B. die unterschiedlichen Operationen zur Genitaltransformation) angestrebt werden. Die Indikation für diese

Behandlungsverfahren liegt im Ermessen der behandelnden Ärzte. Ein gesetzlich geregeltes Antragsverfahren gibt es dafür nicht. Im Gegensatz zu dem, was manche Ärzte gegenüber Patienten behaupten, enthält das TSG dazu keinerlei Ausführungen, insbesondere nichts über Mindestaltersgrenzen, Familienstand oder Genehmigungsverfahren. Als Motiv dieser unsubstantiierten Berufungen auf das TSG darf man die Sorge vermuten, die Eingriffe könnten vorschnell gefordert und bereitgestellt werden, eine Sorge, die sehr häufig berechtigt ist. Wenn der Patient allerdings herausfindet, daß ihn der Arzt falsch informiert hat, beeinträchtigt dies das Vertrauensverhältnis zu Recht und meist auch nachhaltig, und es ist daher besser, wenn er seine Zweifel an der Indikation für bestimmte chirurgische Eingriffe oder Zeitpunkte inhaltlich begründet und sich mit seinem Patienten darüber auseinandersetzt, anstatt sich auf die formale Autorität eines Gesetzes, das dazu nichts sagt, zu berufen.

Formalrechtlich ist es zwar nicht zu beanstanden, wenn ein Arzt in eigener Verantwortung die Indikation für solche Eingriffe stellt und diese dann auch durchführt. Er macht sich damit nicht strafbar, selbst wenn dies im Widerspruch zu den von der Harry Benjamin International Gender Dysphoria Association, Inc. herausgegebenen Behandlungsempfehlungen (Standards of Care, vgl. Anhang B) geschieht. Von diesem Vorgehen ist jedoch dringend abzuraten. Die Indikationsstellung gehört primär in die Hände der den Patienten laufend und langfristig behandelnden Fachärzte und Psychotherapeuten. Der ausführende Arzt wird deren Indikationsstellung allenfalls kritisch überprüfen und hinsichtlich der Durchführbarkeit des vorgeschlagenen Eingriffs durch die Gesichtspunkte aus seinem Fachgebiet ergänzen. Von sich aus sollte er aber nicht die Initiative zu chirurgischen Maßnahmen ergreifen, für die der regelmäßig den Patienten betreuende Psychotherapeut oder Arzt keine Indikation gestellt hat.

Was oben im Kontext der Behandlung mit Geschlechtshormonen gesagt wurde, gilt auch für chirurgische Eingriffe. Insbesondere für Patienten, die dafür selbst bezahlen, scheint es leicht, im In- oder Ausland im Prinzip auf Verlangen jeden chirurgischen Eingriff im Zusammenhang mit einer Geschlechtsumwandlung zu bekommen, ob dafür eine begründete Indikation gestellt wurde oder nicht. Als Mitarbeiter einer Psychiatrischen Klinik oder einer Sexualmedizinischen Ambulanz wird man immer wieder mit Patienten in suizidalen Krisen konfrontiert, die irgendwo auf halbem Wege einer Geschlechtsumwandlung steckengeblieben sind und jetzt nicht weiter wissen. Sie waren zuvor auf Ärzte gestoßen, die ihnen ohne langes Nachfragen sofort Wünsche erfüllt hatten, bei MF-TS z. B. Verkleinerung des Adamsapfels, chirurgische Kastration, umfangreiche kosmetische Gesichtschirurgie, bei FM-TS Brustverkleinerung. Bis dato hatte mit den Patienten niemand ein Gespräch über ihre Befindlichkeit, über ihre soziale Situation, über einen längerfristigen Behandlungsplan gesprochen, geschweige denn sie über die rechtlichen Möglichkeiten einer Vornamens- und Personenstandsänderung informiert. Mögen die Ärzte, die hier aktiv geworden waren, auch guten Willens gewesen sein, so handelten sie doch gegen die Regeln der ärztlichen Kunst, und die Patienten, die sich an solche Ärzte wenden, die es ihnen allzu leicht machen, tun sich selbst langfristig keinen Gefallen. Selbsthilfegruppen, die solche Ärzte empfehlen, beraten ihre Mitglieder schlecht. Unter den in der Fachliteratur berichteten, insgesamt zwar relativ seltenen sog.

Rückumwandlungsbegehren ist die Zahl jener, bei denen die Indikation für chirurgische Eingriffe nicht ausreichend abgewogen war, überproportional groß.

Problematische Aspekte des Kostenübernahmeverfahrens

Nicht immer handelte es sich bei den eben angedeuteten Fällen um Privatzahler. Vor allem bei vergleichsweise kleineren Eingriffen, wie. z. B. Verkleinerung des Adamsapfels, aber selbst bei Brustverkleinerungen, wurden die Kosten von Krankenkassen übernommen, vermutlich zuweilen ohne Wissen darum, daß es sich um einen ersten chirurgischen Eingriff im Rahmen einer Geschlechtsumwandlung handelte. Vor allem bei Brustverkleinerungen wurde wiederholt auf Diagnosen körperlicher Brusterkrankungen zurückgegriffen, die gegebenenfalls den chirurgischen Eingriff legitimieren könnten.

Weitaus die meisten Patienten mit Geschlechtsidentitätsstörungen gehören privaten oder gesetzlichen Krankenkassen an, können sich das Ausweichen auf den unregulierten Markt nicht leisten und sind auch so vernünftig, sich davon langfristig keine Vorteile zu versprechen. Sie bzw. die sie behandelnden Ärzte müssen bei der zuständigen Krankenkasse vor chirurgischen Eingriffen die entsprechende Indikation dafür begründen und die Kostenübernahmezusage beantragen. Sie wollen eine Behandlung nach den Regeln der ärztlichen Kunst. Anfang der 80er Jahre haben die gesetzlichen Krankenkassen im Vorgriff auf die Grundsatzentscheidung des BSozG aus dem Jahr 1987 (3 RK 15/85, Recht & Psychiatrie 1988; 6: 26), wonach Transsexualität rechtlich als Krankheit und geschlechtsumwandelnde Maßnahmen unter bestimmten Voraussetzungen als medizinische Heileingriffe eingestuft wurden, das Antragsverfahren formalisiert. Im Handbuch der Krankenkassen und Ärzte (Löhe et al. 1986) wurden Bestimmungen publiziert, die sich am TSG orientierten und den darin niedergelegten gutachterlich zu beurteilenden Voraussetzungen für eine Vornamensänderung.

Mit dieser Formalisierung des Antragsverfahrens haben die Krankenkassen die Behandlungsszene nachhaltig verändert. War es vor Inkrafttreten des TSG und selbst noch bis zur erwähnten Neuregelung durch die Krankenkassen im Jahr 1986 eine Selbstverständlichkeit, daß der den Patienten langfristig betreuende Arzt in einem Antrag an den ärztlichen Dienst der zuständigen Krankenkasse ausführlich die Indikation für bestimmte chirurgische Eingriffe begründete, um die Kostenübernahme zu erwirken, ist es jetzt häufig so, daß Patienten zunächst das TSG-Verfahren zur Vornamensänderung absolvieren, um mit den im Rahmen dieses Verfahrens erstellten Gutachten bei der Krankenkasse eine Kostenübernahmeerklärung für die stationäre chirurgische Behandlung zu beantragen. Viele dieser Patienten haben außer den in der Regel nur wenige Stunden umfassenden Explorationen bei den TSG-Gutachtern keinen spezifischen Kontakt mit kompetenten Therapeuten gehabt.

Die Krankenkassen haben sich und ihren Versicherten durch diese Formalisierung einen Bärendienst erwiesen. Zwar sparen sie die Kosten für eine Begutachtung in eigener Regie, wie sie sie vergleichbar im Antragsverfahren für Verhaltenstherapie, tiefenpsychologisch fundierte sowie analytische Psychotherapie vornehmen, um zu prüfen, ob sie zur Leistung verpflichtet sind. Indem sie sich aber allein an den Voraussetzungen für eine Vornamensänderung nach TSG als Indikationskriterien orientieren, finanzieren sie im Prinzip auch ausdrücklich nicht indizierte Geschlechtsumwandlungen. **Die Indikationen für Vornamensänderung einerseits und chirurgische Eingriffe andererseits unterscheiden sich grundsätzlich.** Die »kleine Lösung« des TSG, d. h. die Möglichkeit zur Vornamensänderung, wurde gesetzlich verankert, um den Patienten den Alltagstest in der neuen Geschlechtsrolle zu erleichtern, sie am Arbeitsplatz, beim Abschluß von Mietverträgen, am Bankschalter, bei Grenzübertritten usw. zu schützen vor kritischen Blicken und inquisitorischen Befragungen, weil ihr Erscheinungsbild kontrastiert zu den in ihren Papieren eingetragenen geschlechtsspezifischen Vornamen. Bei der Indikation für eine Vornamensänderung geht es daher in erster Linie um soziale Erleichterungen, und diese Indikation kann daher in der Regel viel früher gestellt werden als die medizinische Indikation für irreversible somatische Eingriffe. Ein eklatantes Beispiel mag dies veranschaulichen:

Ein Patient, der über viele Jahre in der sexualmedizinischen Sprechstunde einer psychiatrischen Klinik vorstellig wurde mit zwanghaften Grübeleien über ein eigenes Leben als Frau, das zu realisieren er sich jedoch in keiner Weise traute, weil er angesichts seiner familiären Situation, seiner sozialen Einbindung, seiner Gewohnheiten und seiner körperlichen Erscheinung nicht ohne Grund befürchtete, zum Gespött zu werden, wenn er als Frau auftreten würde, wanderte schließlich an eine andere Institution ab, weil seinem Wunsch nach einem Operationsgutachten nicht stattgegeben worden war. Nach 2 Jahren Behandlung dort stellte er einen Antrag auf Vornamensänderung nach TSG beim zuständigen Amtsgericht und erhielt dazu von den Kollegen der neuen Einrichtung ein positives Gutachten. Mir, der ich das zweite Gutachten zu erstellen hatte, war aufgefallen, daß der Patient seinen Antrag auf Vornamensänderung an das Gericht konditional gestellt hatte: er wolle nur dann einen weiblichen Vornamen, wenn er gleichzeitig operiert werde. An seinen Lebensumständen hatte sich aber in den vorausgegangenen 2 Jahren nichts geändert, außer daß er niedrig dosiert weibliche Geschlechtshormone und dadurch eine gering ausgeprägte Gynäkomastie bekommen hatte, die er schamhaft unter betont männlicher Kleidung zu verbergen wußte.

Gemessen an den diagnostischen Kriterien der ICD und des DSM konnte man den Patienten als transsexuell klassifizieren. Daß er seit mehr als 3 Jahren unter Zwangsvorstellungen litt, wie eine Frau leben zu müssen, war dokumentiert, ungeachtet dessen, daß dieser Zwang nicht mehr bewirkt hatte als ein unablässiges Vorsprechen bei Ärzten. Auch war angesichts der mehr als zehnjährigen Behandlungsgeschichte mit hoher Wahrscheinlichkeit zu erwarten, daß sich daran nichts ändern würde. Merkwürdig war nur, daß er, wie gesagt, die zwanghaften Grübeleien in keiner Weise in Verhalten transponieren konnte, weil er sich selbst dann als unglaublich lächerlich vorgekommen wäre. In dieser Situation entschloß ich mich, das TSG-Gutachten positiv zu bescheiden, um ihm, sollte er dies wirklich versuchen wollen, den Alltagstest zu erleichtern. Ich verfaßte ein ungewöhnlich ausführliches Gutachten von ca. 40 Seiten, das die Vornamensänderung befürwortete, jedoch mit der ausdrücklichen Schlußbemerkung, daß dieses Gutachten nicht als Indikationsgutachten für chirurgische Eingriffe geeignet sei.

Kaum hatte der Patient eine Kopie des Gutachtens vom Gericht erhalten, lief er damit zu seiner Krankenkasse, der das erste Gutachten schon vorlag. Er zeigte das Gutachten, und dies genügte, so daß er nach wenigen Minuten die Kostenübernahmezusage für eine Geschlechtsumwandlungsoperation bekam. Auf der Geschäftsstelle der Krankenkasse hatte sich niemand die Mühe gemacht, das Gutachten oder wenigstens dessen Zusammenfassung und Schlußfolgerungen zu lesen. Der Patient rief mich sofort an und teilte mir triumphierend seinen Erfolg mit.

In diesem Fall habe ich bei der Krankenkasse interveniert und dafür gesorgt, daß die Kostenübernahmezusage zurückgezogen wurde. Daraufhin verfolgte der Patient seinen Antrag auf Vornamensänderung nicht mehr weiter, zog ihn im Gegenteil zurück. Von seiner Frau, mit der er in einer sehr konflikthaften Ehe lebte, ließ er sich bald darauf scheiden und ging später eine neue Ehe ein, in der er sich als Mann behauptete.

Das Beispiel soll unterstreichen, daß es nicht genügt, retrospektiv und prospektiv eine transsexuelle Entwicklung zu diagnostizieren. TSG-Gutachten zur Vornamensänderung sind keine ausreichende Grundlage für eine Operationsindikation, es sei denn, sie enthalten dazu ausdrücklich zusätzliche Ausführungen.

Differentielle Indikation

Die Indikation für chirurgische Behandlungen sollte nur gestellt werden, wenn daran die begründete Erwartung geknüpft werden kann, daß das gegenwärtige Leiden des Patienten durch die chirurgische Behandlung tatsächlich gelindert werden kann. Dieser Gesichtspunkt ist bei der Indikation für jeden einzelnen chirurgischen Eingriff im Rahmen einer Geschlechtsumwandlung neu zu prüfen. Insbesondere gilt dies derzeit bei der Abschätzung, ob bei FM-TS operative Eingriffe zur Konstruktion eines männlichen Genitales indiziert sind, und gegebenenfalls welche. Obwohl der Wunsch nach einem männlichen Genitale bei FM-TS in gleicher Weise nachvollziehbar ist wie der Wunsch eines MF-TS nach einem weiblichen Genitale, muß angesichts der ästhetisch wie funktionell noch vielfach unbefriedigenden Ergebnisse sorgfältig abgewogen werden, ob ein Patient ein möglicherweise unbefriedigendes Resultat wird verkraften können oder ob zu erwarten ist, daß sich seine Situation dadurch eher noch verschlechtert. Solche Eingriffe stellen hohe Anforderungen an die Kooperationsfähigkeit von Patienten sowie an ihre Toleranz bezüglich Ergebnissen, die möglicherweise hinter ihren Erwartungen zurückbleiben, so daß sie nicht automatisch indiziert sind.

Die chirurgischen Eingriffe zur Konstruktion einer Vulva und Vagina für MF-TS sind heute in der Regel wenig komplikationsträchtig und im Ergebnis gut bis sehr gut. Aber auch hier bedarf es der Mitarbeit der Patientinnen, damit ein gutes Operationsergebnis dauerhaft gut bleibt. Manche Patientinnen vernachlässigen die erforderliche Dilatation und hygienische Pflege, insbesondere wenn sie keinen Partner haben, so daß sich die Neovagina verkürzt und einengt, manchmal so weit, daß anschließend Geschlechtsverkehr nicht mehr möglich ist. Lernen sie nach Jahren einen neuen Partner kennen, erwarten sie ganz selbstverständlich, daß sie jetzt erneut operiert werden. Befragungen solcher Patientinnen bestätigen meist die Vermutung, daß die Indikation zum chirurgischen

Eingriff vorschnell gestellt worden war, jedenfalls ohne ausreichend lange vorherige psychotherapeutisch-psychiatrische Behandlung und ohne Nachbetreuung. Da die Krankenkassen, wenn sie einmal gezahlt haben, meist ohne neuen Antrag auch für Korrektureingriffe bezahlen, erscheint es besonders wichtig, auch bei späteren Korrektureingriffen Indikation und Prognose erneut zu prüfen und im Überweisungsschreiben an den Operateur zu begründen.

Im Kostenübernahmeantrag an die Krankenkasse sollte genau spezifiziert werden, welche chirurgischen Maßnahmen indiziert werden, und dieser Antrag ist dem Überweisungsschreiben an den Operateur beizulegen. Voraussetzung für solche Spezifizierung ist freilich, daß der Überweisende ausreichend über die chirurgischen Möglichkeiten, Risiken und Ergebnisse informiert ist. Im Interesse des Patienten sollte er auch über die Gepflogenheiten in den einzelnen Operationsszentren Bescheid wissen, um Fehlüberweisungen zu vermeiden. Es gibt Kliniken, die Kassenpatienten nur unter der Bedingung einer Zuzahlung aufnehmen, und viele Patienten können sich das nicht leisten.

Bedenklich erscheint, wenn Operateure Patienten zu zusätzlichen Operationen animieren, z.B. Penisoperationen als einfach und aussichtsreich anpreisen und die Patienten dazu verführen wollen, sie bei sich vornehmen zu lassen, ohne den Überweisungsbrief gelesen oder mit dem Überweisenden Rücksprache gehalten zu haben. Langfristige psychotherapeutische Arbeit wird damit nicht selten unterlaufen. Hier zeigt sich die viel zu selten genutzte Notwendigkeit, daß die psychotherapeutisch Tätigen mit den Kollegen aus Chirurgie, Gynäkologie und Urologie im Gespräch bleiben, um sich abzustimmen über das, was wünschbar und das, was machbar und schließlich das, was im konkreten Einzelfall indiziert ist.

Bei der Abfassung von Überweisungsbriefen und Kostenübernahmeanträgen für die chirurgische Behandlung kann man sich (analog dem Überweisungsschreiben zur Hormonbehandlung) an den in Tabelle 4 aufgelisteten Gesichtspunkten orientieren.

Das A und O des langfristigen Erfolgs geschlechtsangleichender Maßnahmen liegt in der kontinuierlichen Betreuung der Patienten bei ebenso kontinuierlichem fachlichem Austausch zwischen den Vertretern der daran beteiligten Disziplinen. Wo diese nicht gewährleistet sind, steigt die Wahrscheinlichkeit, daß Patienten letztlich überflüssige Operationen in Anspruch nehmen. Dies gilt z. B. für viele gesichtskosmetische Operationen, durch die quälende Selbstwertproblematik des Patienten in aller Regel auch nicht zu beheben ist, oft auch für Stimmbandoperationen, deren Ergebnis, wenn es gut ist, meist nicht mehr bewirkt als eine gute logopädische Behandlung, die zudem den Vorteil hat, daß der Patient eigene Ressourcen, sich zu verändern, kennen und schätzen lernt. Nur in seltenen Fällen sind chirurgische Brustvergrößerungen bei MF-TS indiziert. Oft werden sie gefordert, ohne daß die hormonellen Behandlungsmöglichkeiten ausgeschöpft sind.

Andererseits kann jeder der genannten Eingriffe im Einzelfall indiziert sein. Dann muß die Indikation auch gestellt und die Kostenübernahme beantragt werden. Für die Kassen, die nichts mehr fürchten als sog. Präzendenzfälle, wäre es sicher leichter, wenn es generelle Regelungen gäbe. Der je individuellen Situation der Patienten wäre dies aber nicht angemessen.

Tab. 4 Überweisungsbriefe zur chirurgischen Behandlung und Stellungnahme zu Kostenübernahmeanträgen

Diagnose	unter Berücksichtigung der oben ausgeführten symptomatisch-phänomenologischen, strukturellen und prognostischen Gesichtspunkte
Aktueller Stand, Anamnese und soziale Situation	Kurze Darstellung der wesentlichen Lebensdaten
Bisherige pschotherapeutische Behandlung	Beginn, Dauer, Frequenz Therapieziele und bisher Erreichtes Einbezug von Angehörigen Perspektive der weiteren psychotherapeutischen Behandlung Erfahrungen des Patienten im Alltagstest
Bisherige hormonelle Behandlung	Dauer, Dosierung, Wirkungen und Nebenwirkungen
Indikation zur chirurgischen Behandlung	Welche(r) Eingriff(e) werden indiziert? Warum jetzt? Welche(r) Eingriff(e) sind jetzt (aus welchen Gründen) derzeit nicht indiziert? Sind somatische Kontraindikationen schon abgeklärt (Befunde beilegen) oder soll der Kollege dies übernehmen? Wie wurde der Patient bisher über Wirkungen und Nebenwirkungen der chirurgischen Behandlung aufgeklärt?
Rechtliche Aspekte	Ist die Vornamensänderung beantragt? Wer hat gegebenenfalls Gutachten erstellt und sind diese (mit schriftlichem Einverständnis des Patienten) einsehbar?
Formales	Länge des Schreibens 1,5 bis maximal 4 Seiten
Sinnvoll	Mit dem Operateur vorher telefonieren

Epilationsbehandlung

Derzeit am uneinheitlichsten scheint der Umgang mit Kostenübernahmeanträgen für die Epilationsbehandlung des Gesichtsbartwuchs bei MF-TS zu sein, nicht jedoch, weil auf individuelle Besonderheiten des Einzelfalls Rücksicht genommen würde, sondern weil verschiedene Krankenkassen gerade die Bedingungen des Einzelfalls sowie die regional unterschiedlichen Behandlungsangebote zu wenig berücksichtigen. Nach der E-GO fällt Epilationsbehandlung in die Zuständigkeit der Hautärzte. Normalerweise befassen diese sich damit nur wenig, sie sind darin nicht geübt, und die Gebührenziffern sind angelegt auf die Entfernung von vergleichsweise wenig Haaren oder dem, was man einen Damenbart nennt. Bei MF-TS sind aber oft, insbesondere bei dunkelhaarigen Personen, große Flächen mit dichtem Haarbestand zu bearbeiten, was mit den durch die E-GO abgedeckten Zeitvorgaben nicht zu schaffen und darüber hinaus finanziell für die Hautärzte unattraktiv ist. Technisch besser ausgestattet und praktisch erfahrener und erfolgreicher sind einzelne Kosmetikstudios, die jedoch normalerweise mit den Kassen nicht abrechnen können. Da die Patienten vor einer Epilation den Bart ein paar Tage wachsen lassen müssen, damit die Haarporen auch gefunden werden, sind sie während einer Epilationsbehandlung sozial in einer schwierigen Situation: einerseits wollen sie möglichst unauffällig als Frauen leben, andererseits müssen sie den Bart stehen lassen. Die beste Abhilfe erfahren sie, wenn sie die Möglichkeit haben, sich »am Stück«, d. h. möglichst mehrere Stunden hintereinander epilieren zu lassen. Die Gesamtbehandlung kann sich dadurch um Monate verkürzen, die Wiedereingliederung ins Berufsleben wird erheblich beschleunigt. Die wenigsten Patienten können eine so zeit- und kostenintensive Behandlung selbst finanzieren. Für die Kassen wäre sie langfristig sparsamer als die über Monate und Jahre dilatierte Epilationsbehandlung in Hautarztpraxen mit einer Frequenz von durchschnittlich 20 Minuten/Woche. Hier wünschte man sich mehr Mut bei den Kassen, individuell zu entscheiden, und mehr Nachdruck bei den Ärzten und Psychotherapeuten, die Indikation für eine Intensivbehandlung durchzufechten, auch wenn die Behandlung nicht von Ärzten vorgenommen wird. Gut begründete Anträge, denen ein Kostenvoranschlag des Kosmetikinstituts sowie Unterlagen über die dortige Kompetenz beigelegt werden sollten, haben durchaus Aussicht auf Erfolg. Sie machen zwar Arbeit, und manchmal muß man auch bei dem zuständigen Sachbearbeiter beim Medizinischen Dienst der Krankenkassen direkt anrufen, um ihm erste Einblicke in die besonderen Probleme des Transsexualismus zu vermitteln, aber sie ersparen der Krankenkasse letztlich viel Kosten und dem Patienten unnötige Behinderungen.

4.1.3 Antragsteller

Antragsteller für die Kostenübernahme für chirurgische Behandlungen ist im Prinzip der Patient selbst. Normalerweise haben aber Anträge der Patienten keine Aussicht auf Erfolg, wenn sie nicht begleitet sind von fachkundigen Stellungnahmen der bzw. des Behandler(s). Wenn Krankenkassen die Übernahme der Kosten zusagen und sich dazu nur zwei Gutachten zur Vornamensänderung nach TSG vorlegen lassen, die zur Indikation der chirurgischen Behandlung keine Ausführungen enthalten, handeln sie fahrlässig und nicht zum Wohle ihres Mitglieds. Auf das in Abschnitt 4.1.2 geschilderte konkrete Beispiel wird ausdrücklich verwiesen.

Am naheliegendsten ist, daß der laufend den Patienten betreuende Psychotherapeut (Arzt oder Psychologe) die Indikation für die hormonelle Behandlung mit dem Patienten erarbeitet und sich direkt mit dem Hausarzt telefonisch in Verbindung setzt, bevor er sein Indikationsschreiben aufsetzt. Dabei können dann Fragen eventuell noch notwendiger körperlicher Untersuchungen zum Ausschluß von somatischen Kontraindikationen geklärt werden, die im Indikationsschreiben später mitberücksichtigt werden. Ob der Hausarzt die Hormonbehandlung selbst vornimmt, einschließlich der regelmäßigen Kontrolluntersuchungen, oder ob er sie an einen endokrinologisch ausgewiesenen Kollegen delegiert, sollte davon abhängig gemacht werden, wie vertraut der Hausarzt mit den spezifischen Fachfragen ist.

Für die Indikationen zu der bzw. den verschiedenen chirurgischen Eingriffen und hinsichtlich des Kostenübernahmeantrags an die zuständige Krankenkasse ist die Zusammenarbeit zwischen Psychotherapeut, Hausarzt, Endokrinologe und Operateur in gleicher Weise empfehlenswert. Da der Psychotherapeut in der Regel den Patienten am besten kennt, liegt es nahe, daß er die Federführung bei der Antragstellung übernimmt. Wie an anderer Stelle in diesem Buch ausgeführt (vgl. Kap. 3.2), gibt es Psychotherapeuten, die ein solches eigenes Aktivwerden prinzipiell als mit ihrem Psychotherapieverständnis unvereinbar halten. In solchen Fällen sollte der Hausarzt die Federführung übernehmen.

Ob der Psychotherapeut im Primärberuf Arzt oder Diplompsychologe ist (zur notwendigen Qualifikation des Psychotherapeuten vgl. den Beitrag von Clement und Senf, Kap. 3.1), ist von geringerer Bedeutung als seine spezifische Kompetenz bezüglich des Themas Geschlechtsidentitätsstörungen allgemein und bezüglich der besonderen Situation des von ihm behandelten Patienten. In einigen Institutsambulanzen, die sich besonders ausgiebig mit Transsexualität befassen, arbeiten Diplompsychologen, die unter Beiziehung der notwendigen ärztlichen Unterlagen Indikationsschreiben und Kostenübernahmeanträge in eigener Kompetenz erstellen können. Der primäre Antragsteller muß daher nicht unbedingt ein Arzt sein, solange gewährleistet ist, daß die medizinisch zu beurteilenden Fragen in Kooperation mit dem Hausarzt oder anderen Ärzten zuvor abgeklärt und der Patient über die Wirkungen und möglichen Nebenwirkungen der somatischen Eingriffe ausreichend aufgeklärt worden ist. Zu hoffen, daß dies im Krankenhaus seitens des Operateurs geschehen wird, ist leider eine Erwartung, die vielfach trügt, obwohl es auch hier positiv beeindruckende Gegenbeispiele gibt.

Einige Krankenkassen haben sich zur Regel gemacht, analog dem TSG-Verfahren zwei Indikationsschreiben bzw. zwei unabhängig voneinander erstellte Gutachten zu verlangen. Das ist oft lästig und doppelte Arbeit insbesondere deshalb, da sie die entsprechenden Schreiben auch noch ihrem Medizinischen Dienst zur Entscheidung vorlegen und damit eine weitere Kontrollinstanz eingebaut haben. Bei Vorlage nur eines, dafür aber wirklich gut begründeten Antrags erscheint daher das Verlangen nach einem weiteren Antrag nicht plausibel. Wichtiger als der formale Aspekt, ob nun ein oder zwei Schreiben vorliegen, ist jedoch die auch in den Behandlungsrichtlinien der Harry Benjamin Gender Dysphoria Association, Inc. niedergelegte Empfehlung, daß der Patient im Verlauf seiner Behandlung bzw. bei entscheidenden Indikationsstellungen auch noch von einem zweiten fachkundigen Untersucher gesehen werden soll (vgl. Anhang). Es geht dabei vor allem um die Absicherung vor der Betriebsblindheit von Behandlern, die in vielen Fällen vielleicht nicht nötig wäre, die sich letztlich aber bewährt hat: daß die Zahl der sog. Rückumwandlungsbegehren in Deutschland relativ klein geblieben ist, dürfte unter anderem auf solche Absicherungen zurückzuführen sein, die deshalb nicht leichtfertig aufgegeben werden sollten.

Literatur

Löhe, H., Buschmann, W., Wilken, H. (1986): Handbuch für Krankenkassen und Ärzte, Bd. III. 4. Aufl. St. Augustin: Asgard-Verlag Dr. Werner Hippe KG

Pfäfflin, F. (1984): Zur Leistungspflicht der Krankenkassen bei Geschlechtsumwandlungsoperationen. Recht & Psychiatrie, 3:95-99

Pfäfflin, F. (1994): Die Begutachtung der Transsexualität. In: Psychiatrische Begutachtung. Ein Handbuch für Ärzte und Juristen. 2. Aufl. Venzlaff U, Foerster K, (Hrsg.). Stuttgart, Jena, New York: Gustav Fischer, S. 621-638

4.2 Psychotherapie und Begutachtung aus der Sicht der körperlichen Behandlung

Wolf Eicher

4.2.1 Indikationsstellung

Voraussetzung für die körperliche Behandlung ist die Diagnosesicherung und Indikationsstellung. Zur Diagnose trägt für den zukünftig körperlich Behandelnden die biographische Anamnese und die körperliche Untersuchung bei. Dies setzt von vornherein schon einen erheblichen Zeitaufwand und psychotherapeutische Kenntnisse voraus. Es gilt, die Persönlichkeit und deren Reifung zu erkennen und schließlich eine Sexualanamnese zu erheben. Die körperliche Untersuchung schließt Störungen der Geschlechtsidentität bei genitalen Fehlbildungen aus, bei denen es allerdings, wenn auch selten, auch zu einer transsexuellen Entwicklung kommen kann. Der körperlich Untersuchende macht so seine Diagnose auf der Basis von zwei bis drei Gesprächen und der Untersuchung. Dies reicht allerdings nicht zur Indikationsstellung einer Behandlung aus. Diese erfolgt erst nach Diagnosesicherung durch den Fachmann.

4.2.2 Diagnosesicherung

Diagnosesicherung bedeutet gutachterliche Diagnosestellung aufgrund einer mindestens einjährigen Betreuungszeit, in der geprüft wird, inwieweit die Geschlechtsidentität transponiert und fixiert ist und ob es andere, nicht körperliche Möglichkeiten der Behandlung gibt. In dieser Phase der Evaluierung und Unentschiedenheit besteht grundsätzlich die Möglichkeit zur Psychotherapie. Erst wenn sich die Geschlechtsidentität als dauerhaft und irreversibel transponiert herauskristallisiert, erfolgt der Übergang zur supportiven Psychotherapie im sogenannten Alltagstest. Dieser gestaltet sich nicht selten schwierig aufgrund der sozialen Verhältnisse. Gerade hier kann ein gutes Vertrauensverhältnis zum Psychotherapeuten, kann Psychotherapie Wesentliches leisten. Am Ende der Betreuungsphase stellt der Fachmann die Diagnose der dauerhaft und irreversibel transponierten Geschlechtsidentität und die Indikation zur körperlichen Behandlung, da anderweitig keine Abhilfe vom Leidensdruck geschaffen werden kann.

Wer ist nun der wiederholt zitierte Fachmann? In der Regel handelt es sich um Psychiater, Psychotherapeuten und Psychologen. Entscheidend ist, daß entsprechende Fachkenntnisse vorliegen, die nach unseren Erfahrungen bei keiner der drei genannten Berufsgruppen a priori vorausgesetzt werden können. Sie müssen zusätzlich erarbeitet werden. Meine Erfahrung zeigt, daß hervorragende Gutachten auch von klinisch tätigen Psychologen erstellt werden, weshalb meines Erachtens auch Psychologen zur Begutachtung herangezogen werden können. Das Gutachten arbeitet eine Indikation heraus. Aber der körperlich Behandelnde hat letztendlich die Verantwortung, er überprüft und übernimmt und stellt damit die letzte Indikation.

4.2.3 Gutachten

Das ganze Verfahren wird erschwert dadurch, daß es Gutachten zu verschiedenen Zwecken gibt:

1. Krankenkassengutachten zur Kostenübernahme.
2. Gerichtsgutachten
   a) zur Namensänderung
   b) zur Personenstandsänderung
3. Operationsgutachten.

Das Erschwernis liegt darin, daß die verschiedenen Gutachten zweckentfremdet mißbraucht werden und daß es für den Betroffenen manchmal schwer einsehbar ist und als Schikane empfunden wird, daß es verschiedene Gutachten geben muß. Selbst die behandelnden Ärzte kommen nicht damit zurecht und bringen die Gutachten durcheinander. Am schlimmsten geht es mit den Gutachten zur Namensänderung zu, die häufig nur aufgrund ein- oder zweimaliger Interviews gestellt werden und die dann im schlimmsten Fall als Operationsgutachten genommen werden. Die Gutachten zur Namensänderung sind auch meines Erachtens in der Mehrzahl der Fälle überflüssig, da sich die meisten Transsexuellen operieren lassen und dann ein Gutachten zur Personenstandsänderung erhalten, wodurch die Namensänderung automatisch vollzogen wird.

4.2.4 Voraussetzung zur Operation

Die Indikation zur Operation stellt letztendlich der Operateur. Sie sollte aber im Gutachten, das als Grundlage zur Operation dient, formuliert sein. Der Operateur hat auch zu überprüfen, ob die endokrinologische Vorbehandlung ausreichend und erfolgreich, d.h. zum Beispiel mindestens über ein halbes Jahr, durchgeführt wurde und vertragen wird.

4.2.5 Hormonbehandlung

Der Start zur Hormonbehandlung setzt ebenfalls eine sichere Indikation voraus, d.h. die Sicherung der Diagnose, denn die Veränderungen durch die Hormonbehandlung sind zum Teil ebenfalls irreversibel. Manchmal wird schon während der psychotherapeutischen Betreuungsphase und während des Alltagstests begonnen. Dies ist insofern problematisch, als dann die Diagnose der Transsexualität gesichert sein muß. Man kann sicher darüber diskutieren, ob es sinnvoll ist, daß der Psychotherapeut bereits mit der körperlichen Behandlung beginnt. Dies wäre wohl im Sinne der Anhänger einer ganzheitlichen Medizin. Für mich als Psychosomatiker umfaßt Therapie beides - psychologische und körperliche Betreuung.

Eine Crux für die Evaluierung der Diagnose stellt die hormonelle Selbstmedikation dar. Ein größerer Teil von Transsexuellen nimmt auf eigene Faust oder aufgrund ärztlicher Inkompetenz schon Hormone ein, bevor es zur eigentlichen Abklärung kommt. Auch Selbsthilfegruppen können damit negativ wirken. Nach klar indizierter Hormonbehandlung kommt es zu körperlichen Veränderungen, bei denen dann nur noch eine supportive Therapie möglich ist. Es gibt ganz selten Patienten mit transsexueller Symptomatik, die allein mit den hormonellen Veränderungen zufrieden sind (Typ III nach Benjamin). Man muß sich allerdings fragen, ob es sich dabei nicht doch nur um ein längeres Intervall handelt und ob diese Patienten wirklich auf Dauer damit zurechtkommen.

4.2.6 Zu den Aufgaben des Operateurs

Auch der Operateur ist verpflichtet, sich durch eine biographische Anamnese über die Richtigkeit der Diagnose zu informieren. Dies wird ihm durch das Gutachten erleichtert. Es genügt nicht, aus der Zusammenfassung des Gutachtens die Indikation herauszulesen und am nächsten Tag den Patienten zu operieren, ohne sich selbst vergewissert zu haben, daß es sich um einen Transsexuellen handelt. Dies wird leider immer wieder beobachtet. Ärgerlich wird es dann, auch für den Operateur, wenn es sich auch noch um ein Gutachten zur Vornamensänderung gehandelt hat und es Komplikationen gibt.

Der Operateur hat im präoperativen Aufklärungsgespräch alle Schritte der Operation zu besprechen und muß besonderen Schwerpunkt auf die Kastration und auf die Irreversibilität des Eingriffs sowie auf die daraus resultierende lebenslange hormonelle

Substitution hinweisen. Von einzelnen Psychotherapeuten wurde dies schon während der Betreuungszeit, die zum Gutachten führte, bearbeitet. Es müssen weiter die organischen Veränderungen nach der Operation, realistische und unrealistische Erwartungen besprochen werden. Die Operation ist ein schwerer Eingriff, und entsprechend hoch sind die Risiken zu veranschlagen. Außerdem muß vom Operateur die postoperative Nachsorge und die Wichtigkeit der Kooperation sowie die Bougierung und die Nachbehandlung bis zur Abheilung besprochen werden. Hier kann durch den vorhergehenden Betreuer psychotherapeutische Vorarbeit geleistet werden.

4.2.7 Die Angst vor der Operation

Nur wenige Menschen haben vor einer Operation keine Angst. Jedoch ist der Leidensdruck, der der Angst entgegenwirkt, so groß, daß in der Regel keine Probleme entstehen. Dies hängt natürlich auch von der Vorbereitung und vom Operateur und vom pflegerischen Personal, d.h. vom operativen Umfeld, ab. Zwei meiner Patienten sind unmittelbar vor der Operation ausgestiegen. Der erste Mann-zu-Frau-Transsexuelle, ein Franzose, kam aus Mexiko über die französische Botschaft, annonciert mit einem Gutachten eines Psychiaters aus Paris. Es gab keine sprachlichen Kommunikationsprobleme. Der Eingriff war auch nicht überstürzt angesetzt. Der Patient war einige Wochen vor der Operation zum Vorgespräch gekommen. In der Schleuse zum Operationssaal ließ er sich nicht aus dem Bett auf den Operationstisch heben und verschwand unmittelbar, nachdem er auf Station gebracht wurde und sich angezogen hatte. Wir haben nichts mehr von ihm gehört.

Daraus folgt: Patienten sollten vor Ort wohnen oder zumindest in einem täglich erreichbaren Einzugsgebiet, so daß ein fraktioniertes Kennenlernen mit einer kontinuierlichen Nachbetreuung möglich ist.

Die zweite Mann-zu-Frau-Transsexuelle wollte dringend operiert werden und klagte über unerträgliche Hodenschmerzen, weshalb sie vorher die Hoden entfernt haben wollte. Als dann nach dem Gutachten der Operationstermin stand, sagte sie die Operation wegen einer anderen Erkrankung ab. Nach erneuter Terminvereinbarung erfolgte die stationäre Aufnahme. Am Abend vor der Operation hatte sie solche Angst, daß sie die Operation absetzen ließ. Ein halbes Jahr nach der Entlassung meldete sie sich wieder. Die beiden betreuenden Gutachter konnten keine Ambivalenz feststellen und befürworteten einen erneuten Operationstermin, der aber wieder kurzfristig wegen einer bevorstehenden Leistenbruchoperation abgesagt wurde. Ein weiterer Vorstellungstermin danach, den die Patientin erbat, wurde wiederum von ihr abgesagt.

Daraus folgt: Der Operateur wird auch durch das Vorliegen zweier Gutachten nicht davon entbunden, selbst die Diagnose und Indikation sorgfältig zu prüfen.

Immer wieder beobachten wir enge Beziehungen, die zu den Krankenschwestern entstehen, bei Mann-zu-Frau-Transsexuellen sozusagen »von Frau zu Frau«, bei Frau-zu-Mann-Transsexuellen von Mann zu Frau. Solche Beziehungen werden auch zu anderem Personal und zu Patientinnen geknüpft, wobei diese durchaus länger anhalten. Diese

Bindungen sind therapeutisch durchaus förderlich. Dadurch kann die Angst vor dem ersten Tamponadenwechsel und der Bougierung durchaus genommen werden. Dies muß durch den Operateur, die Assistenten und die Schwester erfolgen im Sinne eines »tender loving care«. Nach 2 Wochen erfolgt die Entlassung. Hier ist es wichtig, beim Entlassungsgespräch und der Entlassungsuntersuchung die richtigen Weichen zu stellen mit Verhaltensmaßregeln und Herstellung der Verbindung zur weiteren Betreuung durch den Hausarzt und/oder Psychotherapeuten.

4.2.8 Postoperative Betreuung

In der poststationären Abheilungsphase werden immer wieder Krisen beobachtet durch schmerzhafte entzündliche Komplikationen, die beim Bougieren entstehen. Diese benötigen zur Abheilung durch Sitzbäder, Salben und Ovula manchmal Wochen. Eine stabile Arzt-Patient-Beziehung ist notwendig, damit die Patientin den Mut nicht verliert. Sonst beginnt ein Circulus vitiosus: Wegen Schmerzen wird nicht mehr bougiert. Soll trotzdem weiter bougiert werden, steigen die Schmerzen. Wenn zu wenig bougiert wird, kommt es zu Schrumpfungen und zu mehr Schmerzen, und schließlich geht der operative Erfolg verloren. Kommen noch psychosoziale Probleme hinzu, wird die Situation schwierig. Deshalb ist es wichtig, daß die psychotherapeutische Betreuung weitergeht. Eine weitere Betreuung soll erfolgen bis zur Aufnahme sexueller Beziehungen, genauer bis zur Aufnahme von Kohabitationen. Für die neue Vagina, das weibliche Genitale, gilt die Regel: »use it or lose it«. Die beste Prophylaxe der Schrumpfung sind intravaginale Kohabitationen. Diese führen am schnellsten zur vollständigen Abheilung und Funktionsfähigkeit. Alternativ bietet sich bei fehlendem Partner der Vibrator. Es ist erstaunlich, wie häufig auch Transsexuelle Hemmungen haben, sich »so ein Ding« zu kaufen. Sie sind nur über einen Sex-Shop oder durchs Versandhaus zu erhalten. Ich kenne einige wenige Patientinnen, die es trotz fehlendem Partner nicht geschafft haben, sich einen Vibrator zu kaufen und mit weniger günstigen Prothesen hantieren.

Wichtig ist, daß die Phase der Abheilung vom Operateur verfolgt wird, damit die Transformation gelingt. Diese ist eben nach der Operation noch nicht abgeschlossen. Leider machen das nicht alle Operateure. In vielen Fällen gibt sich der Operateur die Mühe nicht. Aber auch die postoperative Betreuung durch den präoperativen Therapeuten erfolgt leider auch nur sehr unvollständig. Letzteres ist überwiegend auf den Patienten zurückzuführen, der den Therapeuten und Gutachter als Hürde betrachtet, über die er jetzt weg ist.

4.2.9 **Kasuistik:** Die Chronik eines Fiaskos

Eine 29jährige Patientin erhält zwecks Vornamensänderung nach einer einmaligen Exploration im August 1989 ein Gutachten, in dem die Voraussetzung zur Vornamensänderung noch nicht erfüllt gesehen werden. Die transsexuelle Entwicklung war als noch nicht hinreichend stabilisiert erkannt worden. Die geschlechtskorrigierende Operation wurde als zu früh beschrieben. Zweieinhalb Jahre später erfolgte eine zweite Begutachtung an anderer Stelle zum Zwecke der Vornamensänderung, wobei der Gutachter im Dezember 1991 schreibt, daß der Betreffende sich aufgrund seiner transsexuellen Prägung nicht mehr dem seinem Geburtseintrag entsprechenden männlichen Geschlecht, sondern dem weiblichen Geschlecht als zugehörig empfindet und daß er seit mehr als 3 Jahren unter dem Zwang steht, seinen inneren Vorstellungen entsprechend als Frau zu leben. Eine Indikation zur Hormonbehandlung oder operativen Therapie wurde weder empfohlen noch ausgesprochen. Ein zusätzliches Operationsgutachten hat der Gutachter abgelehnt. Beide Gutachten zur Transformationsoperation waren von den Gutachtern auch nicht als solche gedacht.

Zwei Monate später, im Februar 1992, erfolgte die Operation auf der urologischen Abteilung eines großen Klinikums. Es lagen die beiden zitierten Gutachten vor, mehr nicht. Die Operation erstreckte sich über 6 Stunden. Allerdings war die Operation sechsmal verschoben und erst 13 Tage nach der stationären Aufnahme durchgeführt worden. Dies hat die Patientin zu Recht als »seelische Grausamkeit« empfunden. In der Kurve erfolgt der Eintrag: »Patient psychisch schwierig, lehnt psychiatrische Hilfe ab. Eine zwischenzeitliche Entlassung diskutiert, aber nicht durchgeführt«. Vom dritten Tag an erhielt die Patientin wegen starker und stärkster Schmerzen Analgetika und Opioide. Zwei Wochen nach der Operation fiel auf, daß sie ungewöhnlich viel Schmerzmittel konsumierte. Es wurden zusätzlich stark wirksame Schlafmittel verabreicht, dann massiv Dolantin gegeben, bis zu 5 Ampullen täglich. Vier Wochen später wurde der Patientin ein psychiatrisches Konsil angeboten, was diese aber ablehnte. Nach 5 Wochen erhielt sie zusätzlich eine kontinuierliche Periduralanästhesie, die ebenfalls keine Erleichterung brachte. Deshalb erfolgte zur Schmerztherapie über die Periduralanästhesie zusätzlich weiter die Medikation mit Dolantin, was schließlich zur Dolantin-Abhängigkeit führte und keine Schmerzfreiheit brachte. Spätestens hier hätte erkannt werden müssen, daß es sich nicht um Schmerzen einer Entzündung durch den Lokalbefund handelt, sondern um ein Problem der Verarbeitung des Eingriffs. Erst 8 Wochen nach der Operation wurde schließlich ein Psychiater definitiv hinzugezogen und auf dessen Initiative danach ein sexualtherapeutisch tätiger Kollege.

Insgesamt war die Patientin 3 Monate stationär in der Urologischen Klinik. Die Scheide war am Ende zusammengeschrumpft und damit zu intravaginalen Kohabitationen unbrauchbar. Eine Nachoperation wurde erforderlich. Sie erfolgte ein halbes Jahr später im Ausland und war erfreulicherweise erfolgreich. Sie hat die Patientin so stabilisiert, daß sie schließlich geheiratet hat.

4.2.10 Schlußfolgerung

Eine Trennung von Psychotherapie und körperlicher Behandlung ist bei Transsexualität von Nachteil. Optimale Ergebnisse können nur durch eine enge Verzahnung von Begutachtung, Psychotherapie und körperlicher Behandlung prä-, peri- und postoperativ erreicht werden.

Literatur

Eicher, W. (1992) Transsexualismus. Möglichkeiten und Grenzen der Geschlechtsumwandlung. 2. Auflage. Stuttgart, Jena, New York: Fischer

Eicher, W. (1995) Transsexualität. Standards of Care. Zentralblatt Gynäkologie 117:61-66

5 Hormonbehandlung bei Transsexuellen

Wolf Eicher

Eine sogenannte körperliche Geschlechtsumwandlung ist nicht möglich, wohl aber eine Angleichung an das angestrebte Geschlecht. Auf diesem Weg sind drei Prozesse zu unterscheiden, die sich gegenseitig verstärken, die Anpassung durch geschlechtsspezifische Verhaltensänderungen, hormonell verursachte Veränderungen und die chirurgische Transformation. Entscheidend für den Beginn der hormonellen Behandlung sollte eine gesicherte Transsexualitätsdiagnose sein. Außerdem sollte die Indikation zur körperlichen Transformation gestellt sein. Die Auswirkungen sind z.T. irreversibel (Stimmbruch, Behaarung, Hodenatrophie) und können bei fehlender Diagnose das Bild verwischen und die Diagnostik erschweren.

Vor jedem operativen Eingriff sollte eine mindestens 6monatige Hormontherapie vorgeschaltet sein, die eine gewünschte Virilisierung oder Feminisierung bringt. Diese hormonelle Vorbehandlung stellt gleichzeitig einen Test dar, ob der Patient in der Lage ist, die lebenslange Substitution mit den gegengeschlechtlichen Hormonen zu vertragen. Eine lebenslange hormonelle Substitution damit ist nämlich notwendig, um schwere Symptome des Hormonmangels nach der Operation (Kastration) und damit eine vorzeitige Alterung und Verkürzung der Lebenszeit zu vermeiden. Ein Transsexueller wird über die Veränderung durch die Hormonbehandlung an seinem Körper glücklich sein und Auftrieb erhalten, während sich wiederholt gezeigt hat, daß ein nicht wirklich Transsexueller sich unwohl fühlt und über Nebenwirkungen allgemeiner Art klagt. In dem Sinne ist die ausreichend lange präoperative Hormontherapie auch ein Test zur Bestätigung der Diagnose.

Die erwünschten Ziele der Hormonbehandlung bei Transsexualismus sind in Tabelle 5 zusammengestellt:

Tab. 5 Ziele der Hormonbehandlung von Transsexuellen

Frau-zu-Mann (Vermännlichung)
- Männliche Haarverteilung
- Zunahme der Muskelmasse
- Stimmbruch
- Amenorrhö

Mann-zu-Frau (Verweiblichung)
- Weibliche Fettverteilung
- Weiche Haut
- Gynäkomastie
- Hodenatrophie
- Potenzverlust (Erektion, Ejakulation)

5.1 Praxis der Hormonbehandlung bei Frau-zu-Mann-Transsexuellen

Um einen männlichen Werten entsprechenden Testosteronspiegel im Blut zu erreichen und über 2 bis 3 Wochen aufrechtzuerhalten, verabreichen wir in diesem Intervall 250 mg Testoviron-Depot i.m. (Testosteronenantat in öliger Lösung). Eine schnellere Vermännlichung wird durch höhere Dosen nicht erreicht, da die Wirkung durch die Zahl der Androgenrezeptoren bestimmt wird. Höhere Dosen führen lediglich zur Leberbelastung. Als Komplikation wird die Verstärkung oder Ausprägung einer Akne beobachtet, die so ausgedehnt und störend sein kann, daß die Hormontherapie abgesetzt und die Dosierung wesentlich reduziert werden muß. In solchen Fällen verordnen wir zusätzlich ein Breitbandantibiotikum (Vibramycin, anfangs 200, dann 100 mg täglich). Weiter kann es in seltenen Fällen zur Wasserretention und Ödembildung kommen. Durch das Testosteron kommt es zum Sistieren der monatlichen Blutungen, zur Amenorrhö. Die Ovarien werden ruhiggestellt. Nach einigen Wochen, manchmal aber auch erst nach Monaten, wird der Patient heiser, und es kommt zum Stimmbruch. Die diesbezügliche Ansprechbarkeit ist individuell äußerst unterschiedlich. In der Regel kommt es zu einer Hypertrophie der Stimmbänder. Kurz nach Beginn der Therapie tritt eine generell vermehrte Behaarung im Sinne eines Hirsutismus auf. Das Intervall bis zum kräftigen Bartwuchs ist wiederum individuell sehr unterschiedlich. Es stellt sich ein typisches männliches Behaarungsmuster mit Übergang des T-förmigen Schamhaarabschlusses in einen Rhombus mit Behaarung bis zum Nabel und eine Behaarung der Brust ein. Außerdem kommt es zu einer deutlichen Zunahme der Muskulatur. Psychologisch wirkt die Testosteronbehandlung tonisierend. Das Auftreten wird optimistischer, aber auch fordernder und gelegentlich aggressiver. In der Regel kommt es zu einer Vergrößerung der Klitoris durch die Androgentherapie. Die Klitorishypertrophie bleibt aber in der Regel hinter der Hoffnung der Betroffenen zurück. In der Mehrzahl bleibt sie bei 1 bis 2 cm, selten erreicht sie 3 bis 4 cm. Alternativ ist eine orale Behandlung möglich mit Andriol (Testosteronundecanoat). Wir beginnen in der Regel mit 4 Kapseln täglich (2 x 2). Hiermit läßt sich in der Mehrzahl der Fälle, jedoch nicht bei allen, ein ausreichend hoher Wirkspiegel und die erwünschte Vermännlichung sowie die Aufrechterhaltung der notwendigen Dauersubstitution in ausreichender Höhe erreichen.

5.2 Praxis der Hormonbehandlung bei Mann-zu-Frau-Transsexuellen

Wir haben die Mann-zu-Frau-Transsexuellen Jahrzehnte mit einem Überschuß an Östradiol durch Östrogeninjektionen intramuskulär erfolgreich und nebenwirkungsarm behandelt. Es handelte sich um das Präparat 100 mg Progynon Depot (Ethinyllöstradiol in öliger Lösung), welches in 2wöchentlichem Abstand gespritzt wurde. Das Präparat ist in Deutschland aus dem Handel, wohl aber noch über das Ausland (Griechenland) über

Apotheken zu beziehen. Hierbei wird bewußt Östrogen im Überschuß gegeben, da eine möglichst schnelle Verweiblichung von der Patientin erwünscht wird. Eine schnelle Reduzierung der Dosis auf die Hälfte, was zur Verweiblichung immer noch ausreichende Hormonspiegel bewirken würde, wurde in den meisten Fällen als unangenehm empfunden, da schnell eine Gewöhnung erfolgte. Die Blutspiegel unter der Dosierung von 100 mg Progynon Depot liegen über 500 bis über 1000 pg. Nachdem das Präparat in Deutschland nicht mehr direkt verfügbar war, wurde es mancherorts durch Estradurin 80 mg 2wöchentlich ersetzt. Die Injektionen wurden von manchen Betroffenen als schmerzhaft und teuer abgelehnt.

Eine Verweiblichung kann jedoch durchaus auch durch 2wöchentliche Injektionen mit Estradiol-Depot Jenapharm 20 mg (2 Amp. Estradiolvalerat) erzielt werden. Auch in wesentlich niedriger Dosierung kann mit etwas Geduld eine eindeutige Verweiblichung erreicht werden, z. B. mit 3 x 1 Tbl. Progynon C oder Estrifam forte 2 Tbl. täglich. Neuerdings besteht auch die Möglichkeit, das Östrogen durch das sogenannte Östrogenpflaster Estraderm TTS zuzuführen. Wir empfehlen in dem Fall das Estraderm TTS 100 2 x wöchentlich. Damit soll im speziellen das Thromboembolierisiko deutlich abgesenkt werden. Außerdem kommt es zu einer geringeren Leberbelastung.

In einigen Fällen wird auch die Pille Diane benutzt, die als Gestagen Cyproteronacetat enthält. Sie ist als alleinige Medikation häufig nicht ausreichend hoch dosiert.

Als eleganteste Methode betrachten wir zur Zeit die Implantation eines Östrogenstylus unter die Haut, welcher dort über ein halbes Jahr einen ausreichend hohen Wirkspiegel im Gesamtorganismus aufrechterhält. Das Präparat heißt Östradiol implant (Organon, Cambridge) und ist über die internationale Apotheke zu beziehen. Nach unserer Erfahrung ist die Implantation eines 25-mg- und 50-mg-Stylus, also insgesamt 75 mg, geeignet, um einen Wirkspiegel zwischen 500 und 200 pg über ein halbes Jahr aufrechtzuerhalten. Die Implantation eines 100-mg-Stylus ist nicht notwendig. Leider gibt es keinen 75-mg-Stylus. Es erfolgt eine lokale Injektion eines Anästhetikums (Scandicain 1%ig unter die Bauchhaut), eine 4 mm lange Stichinzision und das Einführen eines Trokars, durch den das Implantat geschoben wird. Die Inzision kann mit einem Spannpflaster oder mit einem Stich verschlossen werden.

Zur Reduktion der männlichen Behaarung wird ein Antiandrogen, Cyproteronacetat (Präparat Androcur), zum Teil in hohen Dosen eingesetzt, zusätzlich zum Östrogen 50 mg. 10 mg sind nach unseren Erfahrungen völlig ausreichend und genauso wirksam. Eine wirklich durchschlagende Reduzierung der Behaarung läßt sich jedoch mit Cyproteronacetat überhaupt nicht erreichen. Die Wirkung besteht nur in einer relativen Verminderung und macht eine Epilation nicht überflüssig. Als Gestagen wirkt es zusätzlich positiv auf die Brustentwicklung, d.h., es fördert die Gynäkomastie.

Die durch die Hormonbehandlung entstehende Gynäkomastie hängt individuell vom Rezeptorgehalt in der Brust ab und weniger von der Höhe der Dosis. In vielen Fällen reicht allein die Hormonbehandlung aus, um schöne weibliche Brüste zu bekommen, ohne daß eine chirurgische Augmentation notwendig wird. Die chirurgische Augmentation der Brust wird bei unseren Patienten nur in 30 bis 40% der Fälle durchgeführt.

Durch die Hormonbehandlung kommt es zu einer Reduktion der Libido, zur Verminderung der Erektion und zum Ejakulationsverlust, was von dem Transsexuellen als angenehm empfunden wird. Die Haut am Körper ändert sich durch den Einfluß des Östrogens. Das Unterhautfettgewebe wird aufgelockert, und es kommt zu einer weiblichen Fettverteilung und Zunahme des Fettpolsters im Hüftbereich. Durch die gegengeschlechtliche Hormontherapie atrophieren die Hoden, und die Prostata wird deutlich kleiner. In einigen Fällen, durchaus aber nicht in der Regel, kommt es auch durch Langzeitbehandlung zu einer Verkleinerung des Penis. Im Lauf der Behandlung wird die Stimme weicher, was jedoch nicht nur mit der Hormonapplikation, sondern mehr mit dem Verhalten des Patienten zu tun hat, der sich der weiblichen Rolle angleicht. Wichtig ist eine psychische Stabilisierung durch die Hormonbehandlung.

Die **Risiken der Hormonbehandlung** bestehen in der Leberbelastung und im gesteigerten Thromboembolierisiko, welches nach neueren holländischen Untersuchungen um 6 % liegt. Nach unseren Erfahrungen ist das Risiko niedriger.

5.3 Notwendigkeit lebenslanger Substitution

Postoperativ ist eine Hormonbehandlung lebenslang erforderlich, da in beiden Fällen bei der Operation die Keimdrüsen entfernt werden. Bei fehlender Hormonsubstitution kommt es zur Osteoporose und zum Frakturrisiko sowie zu hormonellen Ausfallserscheinungen, wie sie im Klimakterium üblich sind. Ohne Hormone kommt es zur vorzeitigen Alterung, einer Zunahme kardiovaskulärer Erkrankungen und einer verminderten Lebenserwartung.

Literatur

Eicher, W. (1992) Transsexualismus. Möglichkeiten und Grenzen der Geschlechtsumwandlung. 2. Auflage. Stuttgart: Fischer

6 Transformationsoperationen

Wolf Eicher

Transformationsoperationen sollten nur integriert in einem komplexen Behandlungsprogramm durchgeführt werden, wie es in Tabelle 6 aufgeführt ist:

Tab. 6 Behandlungsprogramm bei Transsexualismus

- Körperliche Untersuchung
- Biographische Anamnese
- Begutachtung
- Psychotherpie
- Alltagstest
- Hormonelle Behandlung
- Transformationsoperation
- Nachsorge
- Hormonelle Dauersubstitution
- Personenstandsänderung

Bei der Vorbereitung müssen die in Tabelle 7 zusammengefaßten **Voraussetzungen zur Operation** geschaffen werden.

Tab. 7 Voraussetzungen zur Operation

- Betreuung durch Experten über mindestens 1 Jahr
- Dauerhaft transponierte Geschlechtsidentität
- Alltagstest (präoperativer Rollenwechsel)
- Gutachterliche Stellungnahme zur Diagnose und Indikation
- hormonelle Vorbehandlung

Als Schutz vor Haftpflichtansprüchen müssen folgende Kriterien erfüllt werden (Tab. 8):

Tab. 8 Kriterien zum Schutz vor Haftpflichtansprüchen

- Gutachterliche Diagnose und Indikation zur Transformation
- Aufklärung und Einverständniserklärung
  (Vorgehen, Irreversibilität, Risiken, Notwendigkeit lebenslanger hormoneller Substitution)
- Hormonelle Vorbehandlung
- Adäquate Operationstechnik
- Postoperative Nachsorge
- Qualitätskontrolle

6.1 Die Transformationsoperation von Frau-zu-Mann

Die Ziele der Transformationsoperation F-M sind in Tabelle 9 zusammengefaßt.

Tab. 9 Ziele der Frau-zu-Mann-Transformationsoperation

- Brusttransformation
- Kolpohysterektomie mit Exstirpation der Adnexen
- Hodenimplantate und Penoide (Experimentierstadium)

Mit der **Brusttransformation** bei Frau-zu-Mann-Transsexuellen sollte ein männliches Brustbild mit männlichen Brustwarzen erreicht werden. Dies ist bei sehr großen Brüsten nicht ganz einfach, da diese insgesamt amputiert werden müssen und bei der Resektion des Drüsenkörpers zuviel Haut übrig bleibt, die nicht ausreichend reduziert werden kann. Die Technik besteht deshalb darin, im submammaren Bogenschnitt die Brüste zu amputieren und mit dem kranialen Rundlappen, bei dem etwas Brustdrüse erhalten werden muß, eine männliche Brust aufzubauen. Die Brustwarzen werden verkleinert frei retransplantiert. Bei mittleren und kleinen Brüsten gelingt die subkutane Mastektomie durch einen periareolären Rundschnitt mit Desepithelisierung eines zirkulären Hautringes und mit einer Mamillenreduktion. Wenn die Brust durch die Androgenbehandlung behaart wird, entsteht dann ein optimales Ergebnis.

Die **Hysterektomie** kann in der Regel durch einen vaginalen Zugang durchgeführt werden, auch bei Nulliparae und bei Frauen, die noch keinen Verkehr hatten. Die Scheide ist in der Regel gut dehnbar, so daß die Gebärmutter von unten entfernt werden kann, auch wenn sie durch Myome vergrößert ist. Zur Erleichterung kann ein vaginaler Entlastungsschnitt mit Einkerbung des Levators erfolgen (Schuchardt-Schnitt), worauf aber der geübte Operateur in der Regel verzichten kann. Auch die Eierstöcke und Eileiter können bei jungen Frauen und Frauen im gebärfähigen Alter durch die Scheide entfernt werden. Der Vorteil des vaginalen Vorgehens ist, daß gleichzeitig auch die Vagina mit exstirpiert werden kann (Kolpektomie). Die Adnexen sollten mit entfernt werden, da später eine vaginale Kontrolle zum Beispiel durch Vaginalsonographie nicht mehr möglich ist, wenn sie verbleiben. Wir haben bei einem Frau-zu-Mann-Transsexuellen durch Zufall bei der Ovarektomie ein kleines Ovarialkarzinom gefunden. Dieses wäre sicher bei Belassen der Eierstöcke später erst in weit fortgeschrittenem infausten Stadium festgestellt worden.

Die vaginale Hysterektomie erfolgt durch zirkuläre Umschneidung der Portio mit Abpräparation der Blase und Eröffnung des Douglas und der Plica vesico uterina. Die Uterushaltebänder (Ligamenta sacrouterina und cardinalia) werden zusammen mit den Uterinagefäßbündel abgesetzt und der Uterus nach vorne gestürzt, um ihn von den Adnexen und der Ligamenta rotunda zu trennen. Dann erfolgt die Exstirpation der Adnexen über Klemmen und nach Ligatur des gefäßzuführenden Ligamentum infundibulo pelvicum. Das Peritoneum wird hoch verschlossen. Danach wird die vordere

Scheidenwand von der Blasenfaszie abpräpariert und über die Seiten nach hinten mobilisiert. Nach Aufklappen der hinteren Scheidenwand kann die gesamte Haut vom Introitus abgetrennt werden, so daß eine große Höhle ensteht, die durch Umstechungen und Situationsnähte verkleinert, aber nicht ganz verschlossen wird. Es erfolgt ein Austamponieren mit einem Betaisodonasalbenstreifen. Die Tamponade wird im Laufe der nächsten 7 Tage langsam gezogen, wodurch sich dann Blase und Rektum aneinander legen und die Höhle bis zum Introitus nach vorne durch Verklebung verschließen. Durch die Tamponade werden Hämatome, Abszesse und Empyeme verhindert.

In einem zweiten Schritt kann der Introitus durch Exzision der Haut und Aneinandernähen der Bulbo-cavernosis- und Damm-Muskulatur verschlossen werden und die Harnröhre durch Einfaltung der inneren Haut der kleinen Labien über einen Katheder bis zur Klitorisspitze nach vorne gelegt werden. Die Klitoris ist in der Regel hypertrophiert und kann durch einen Y-Schnitt am Mons pubis nach oben mobilisiert werden (Klitorispenoid, Metadoioplastik). Mit einem solchen Klitorispenoid kann der Patient stehend urinieren. Die Größe selbst ist für eine vaginale Penetration, also als funktionierender Penis, zu klein. Dennoch haben wir festgestellt, daß die Patienten, die sich mit diesem relativ kleinen Eingriff zufrieden geben, in der Regel stabilisierter sind als solche, die sich komplizierten Phalloplastiken unterziehen.

Phalloplastiken

Hier gibt es zunächst das **Rollhautlappenpenoid,** welches aus Haut von einem diagonalen Hüftschnitt gewonnen wird. Die Operation besteht aus drei Eingriffen, in denen der Rollhautlappen nach unten geklappt, über der Symphyse transplantiert wird und mit einer Silikonprothese versteift werden kann. Eine Urethra ist nur schwierig in mehreren Schritten bis zur Penisspitze machbar. Befriedigendere Ergebnisse lassen sich durch die **Phalloplastik aus geradem Bauchmuskel und Leistenhautlappen** erzielen, wie sie im St. Markus-Krankenhaus in Frankfurt entwickelt wurde (Lemperle, Exner). Der Hautlappen enthält zusätzlich den Gefäß-Nerv-versorgten Bauchmuskel, in dem ein Silikonstab versteift wird. Die Komplikation der Durchwanderung wird durch einen Dacronüberzug vermieden. Auch hier erfolgt in der Regel zuerst die Versteifung und keine Verlängerung der Urethra bis zur Penisspitze. Am kompliziertesten ist die **Phalloplastik mit Unterarmtransplantat.** Hier wird ein osteokutaner Lappen vom Unterarm zu einem Penoid geformt, das eine Harnröhre schließt und welches frei zum Mons pubis transplantiert wird. Das zu transplantierende Gewebe hat eine Gefäßnervenversorgung, die vorher freipräpariert wurde und nun im Genitalbereich mikrochirurgisch anastomiert wird. Dies soll eine sensible Versorgung des zukünftigen Penis und eine gute Durchblutung gewährleisten. Die Methode wurde zuerst in China entwickelt und ist deshalb unter dem Namen »Chinese flap« bekannt. Wir sehen uns noch nicht in der Lage, hierzu eine abschließende Beurteilung abzugeben.

6.2 Die Transformationsoperation von Mann-zu-Frau

Die Ziele der Transformationsoperation von Mann zu Frau faßt Tabelle 10 zusammen.

Tab. 10 Ziele der Transformationsoperation von Mann-zu-Frau

- Kastration durch Exstirpation der Hoden und Nebenhoden
- Penissschaftresektion
- Schaffung einer Neovagina, Auskleidung durch Penishaut
- Schaffung einer weiblichen Harnröhrenmündung
- Formung der Vulva mit großen und kleinen Labien sowie Klitoris
- Prothesenaugmentation bei Ausbleiben der Gynäkomastie

Eine funktionsfähige Neovagina sollte operativer Standard sein, das heißt, die Scheide muß ausreichend tief und weit sein. Dies läßt sich heute in der Regel erreichen durch die invertierte Penishauttechnik, wie sie erstmals von Burou praktiziert wurde.

Wir haben das Verfahren modifiziert und unsere eigene Technik entwickelt, die sich bei einer großen Zahl von Operationen bewährt hat und durch Nachuntersuchungen überprüft ist.

Durch Längsinzision in der Raphe des Scrotums werden die Hoden freipräpariert und mit dem Samenstrang jeweils am Anulus inguinalis externus abgesetzt. In der Mittellinie wird das Zentrum tendineum so dargestellt, daß ein behutsam vordringender Zeigefinger auf jeder Seite ins lockere Bindegewebe, welches den Raum zwischen Rektum und Spatium urogenitale ausfühlt, vordringen kann, beginnend in der Fossa perinealis unter dem Musculus transversus perineus profundus durch die Fossa ischio-rectalis nach pararektal bis zur Prostata. Nach Einsetzen von Bresiky-Spekula und Zur-Seite-Drängung der Levatormuskeln wird das Zentrum tendineum und seine Fortsetzung, der Musculus urethro-rectalis durchschnitten. Es stellt sich nun die Prostatahinterwand und die Denonvillier-Fascie dar, die durchtrennt wird. Nur wenn dies erfolgt, wird die Scheide ausreichend tief und weit sein. Es erfolgt eine weitere Abpräparation des Rektums von der Blase bis ins Spatium praeperitoneale. Dadurch wird eine genügend weite und tiefe Höhle zur Invagination der Penishaut geschaffen. Der Penis wird ausgehülst und die Urethra von den Corpora cavernosa abpräpariert, so daß diese am Schambein abgesetzt werden können. Das Belassen von Schwellkörpern zur Unterpolsterung und zur vermeintlichen Luststeigerung ist ein Fehler. Beim Anschwellen werden sie durch Verwachsungen schmerzhaft und führen zur Verengung des Introitus. Wir entfernen deshalb nach Absetzen der Musculi ischio- und bulbo-cavernosi auch den Schwellkörper um den Bulbus urethrae. Die Penishaut wird am Sulcus coronarius abgetrennt. Sie kann nun invertiert werden. Hierzu muß die freipräparierte Urethra unter der Symphyse an weiblicher Stelle durch die Penishaut herausgeleitet werden. Durch vier Haltenähte in der Nähe der peritonealen Umschlagsfalte kann die Penishaut invaginiert werden. Die Vulva wird durch Resektion durch Skrotalhaut geformt. Es erfolgt nun das Ausnähen der Urethra zu einem Orificium externum unterhalb der Symphyse an weiblicher Stelle.

Schließlich entfernen wir an der Glans penis einen kürbiskerngroßen Haut- und Schwellkörpergewebeteil, den wir frei einen Zentimeter oberhalb der Urethra auf eine entsprechend desepithelisierte Stelle transplantieren. Der Gewebebezirk wird durch eine Raffnaht erhoben, so daß eine Pseudoklitoris entsteht. Eine Sensibilität bei den von uns nach dieser Methode Operierten wird in über 50% der Fälle angegeben und ist bei der freien Retransplantation der Glans-Penisspitze erstaunlich, aber erklärbar, da das Schwellkörpergewebe anwächst und Funktion erhält und sich im darunterliegenden Gewebe Druckrezeptoren befinden. Durch beidseitiges zipfelförmiges Herunterziehen von Skrotalhaut werden kleine und große Labien geformt.

Die Tamponade der Neovagina erfolgt mit einem polyvidonsalbegetränkten Gazestreifen, der in 3tägigem Abstand postoperativ bis zum 10. Tag regelmäßig gewechselt und dann durch eine Silikongummiprothese ersetzt wird. Wir verwenden primär keine festen Prothesen, da es hierdurch zu Drucknekrosen der implantierten Haut kommen kann. Der Dauerkatheter wird zwischen dem 6. und 8. Tag entfernt.

Die Formung eines klitorisähnlichen Organs ist nach der von uns beschriebenen Technik heute möglich. Sie wird von den Transsexuellen gefordert und sollte deshalb Standard sein. Die Methode wurde in Amsterdam modifiziert, indem dort das dorsal gelegene Gefäßnervenbündel des Penisschaftes unter die nach der von uns beschriebenen frei replantierten Penisspitze gelegt wird. Es ist fraglich, ob dies zu einer noch besseren Empfindlichkeit führen wird. Inzwischen sind auch Methoden der Klitorisplastik durch Retransplantation der Penisspitze an erhaltenem Gefäßnervenstiel beschrieben worden.

Eine mancherorts noch praktizierte Auskleidung der Neovagina mit Penoskrotallappen sollte verlassen werden, da in diesen Fällen die Hinterwand der Neovagina behaart ist, immer trocken bleibt und nicht den Aspekt und die Funktion einer Vaginalhaut übernimmt. Die Implantation der invertierten Penishaut ist die Methode der Wahl und sollte Standard sein.

Die Darmscheide sollte nicht primär, sondern nur als Methode der Korrektur bei fehlgeschlagener Transformation Verwendung finden, da die Betroffenen dauerhaft über vermehrten, geruchsbelästigenden Fluor und über Blutungen aus dem Bereich der Darmschleimhaut bei Kohabitationen klagen. Der kosmetische Aspekt am Übergang im Scheideneingang ist außerdem unphysiologisch durch die scharfrandige Absetzung der Darmschleimhaut vom Plattenepithel.

In den Fällen, in denen durch Hormonbehandlung keine ausreichende Gynäkomastie entsteht, wird die Augmentationsplastik der Brust von uns mit auffüllbaren Siltexprothesen vom Achselschnitt oder von der Submammarfalte aus durchgeführt. In der Regel werden dabei ausgezeichnete plastische Ergebnisse erzielt. Das Risiko der Kapselfibrose ist relativ niedrig, aber vorhanden. Die Implantation silikongelgefüllter Prothesen ist bezüglich ihrer Verträglichkeit umstritten und soll schon deshalb nicht verwendet werden, da das Risiko der Kapselfibrose durch Gel-Bleeding höher ist als bei Prothesen, die mit physiologischer Kochsalzlösung gefüllt werden.

Nachsorgeuntersuchungen sind aufwendig und manchmal mühsam, aber notwendig. Die Nachbehandlung ist manchmal ebenso wichtig wie die Operation. Deshalb gehört sie zum Standard des Operateurs. Eine Qualitätskontrolle sollte selbstkritisch durch den

Operateur erfolgen. Erst wenn er weiß, daß die Vagina funktionsfähig ist, kann er beurteilen, ob seine Technik und seine Nachsorge erfolgreich waren, und sie gegebenenfalls verbessern.

Die Operationstechniken und Ergebnisse sind bildlich photographisch und in Skizzen dargestellt in der zitierten Literatur (Eicher 1992, Eicher 1995a).

Literatur

Eicher, W. (1992) Transsexualismus. Möglichkeiten und Grenzen der Geschlechtsumwandlung. 2. Auflage. Stuttgart: Fischer

Eicher, W. (1995a) Operative Therapie bei intersexuellem, weiblichen Genitale und bei Transsexualismus. Gynäkologie 28, 40-47

Eicher, W. (1995b) Transsexualität - Standards of care. Zentralblatt Gynäkologie 117, 61-66

Eicher, W., Schmidt, B., Bergener, C.M. (1991) Transformationsoperation bei Mann-zu-Frau-Transsexuellen. Darstellung der Methode und Nachuntersuchung von 50 Operierten. Zeitschrift für Sexualforschung 4, 119-132

7 Kostenübernahme: Die Aufgabe des Medizinischen Dienstes der Krankenversicherung am Beispiel des MDK Nordrhein

Dieter Banaski

7.1 Zur Begutachtung Transsexueller als Aufgabe des MDK

Der medizinische Dienst der Krankenversicherung (MDK) ist der Beratungs- und Begutachtungsdienst der gesetzlichen Krankenversicherung und seit dem 1.1.1995 auch der Pflegeversicherung. Er ist eine Körperschaft des öffentlichen Rechts und länderweise organisiert. Lediglich in Nordrhein-Westfalen gibt es zwei MDK, den MDK Nordrhein und den MDK Westfalen-Lippe. Finanziert wird dieser Dienst von den Krankenkassen durch Umlage. Seine zahlreichen Aufgaben im Bereich der Krankenversicherung sind in § 275 SGB V festgelegt. Dort heißt es in Abs. 1 Satz 1, daß die Krankenkassen verpflichtet sind, in gesetzlich bestimmten Fällen und wenn es nach Art, Schwere, Dauer oder Häufigkeit der Erkrankung oder nach dem Krankheitsverlauf erforderlich ist, eine gutachterliche Stellungnahme des MDK einzuholen. Die Inanspruchnahme des MDK bei der Begutachtung der medizinischen Voraussetzungen für die Kostenübernahme geschlechtsverändernder Maßnahmen bei Transsexuellen ist auf dieser Vorschrift begründet. Die Krankenkassen haben zwar im Einzelfall die Möglichkeit, bei den gesetzlich nicht bestimmten Fällen die Erforderlichkeit einer Begutachtung durch den MDK selbst zu bestimmen, wegen der Beurteilungsprobleme beim Transsexualismus jedoch kann davon ausgegangen werden, daß die Krankenkassen regelmäßig den örtlich zuständigen MDK in Anspruch genommen haben und nehmen.

7.2 Zu den Begutachtungskriterien

Die bei der Begutachtung zugrunde gelegten Kriterien orientieren sich an dem Bundessozialgerichtsurteil vom 6.8.1987 (AZ 3RK 15/86) und der bei der Behandlung Transsexueller in einschlägigen Einrichtungen gewachsenen Praxis. Wegen der gelegentlich unterschiedlichen Auslegung dieses Urteils soll auf zwei Aspekte näher eingegangen werden, auf die Krankheitswertigkeit und die Vorrangigkeit nichtoperativer Behandlungsverfahren.

Wie bekannt, hat das BSG die Auffassung vertreten, daß nicht alle Erscheinungsformen von Transsexualismus a priori Krankheit im versicherungsrechtlichen Sinne sind. Dabei ging es von einem Krankheitsbegriff aus, bei dem nicht nur auf das Bestehen eines regelwidrigen, vom Leitbild des gesunden Menschen abweichenden Körper- oder Geisteszustandes abgestellt wird. Es wird vielmehr zusätzlich ein Leidensdruck gefordert, der die Regelwidrigkeit erst zur eigentlichen Krankheit im Sinne der Gesetzesbestimmungen qualifiziert. Danach liegt also beim Transsexualismus eine Krankheit im versicherungsrechtlichen Sinne dann vor, wenn die innere Spannung zwischen dem körperlichen Geschlecht und der seelischen Identifizierung mit dem anderen Geschlecht so ausgeprägt ist, daß nur durch die Beseitigung dieser Spannung schwere Symptome psychischer Krankheit behoben oder gelindert werden können. Eine Linderung als Ziel der Behandlung reicht also aus.

In diesem Urteil ist weiter ausgeführt, daß der Begriff der Behandlungsbedürftigkeit denjenigen der Zweckmäßigkeit mit einschließt. Zweckmäßig sei eine gewisse Vorrangigkeit psychiatrischer und psychotherapeutischer Behandlung vor der operativen. In dem damals umstrittenen Fall waren alle psychiatrischen und psychotherapeutischen Mittel erfolglos gewesen. In einem anderen Zusammenhang, und zwar anläßlich des BSG-Urteils vom 10.2.1993 (AZ 1RK 14/92), wird diese Auffassung bestätigt. Darin heißt es, daß nur wenn psychiatrische und psychotherapeutische Mittel das Spannungsverhältnis zwischen dem körperlichen Geschlecht und der seelischen Identifizierung mit dem anderen Geschlecht nicht zu lindern oder zu beseitigen vermögen, es zu den Aufgaben der gesetzlichen Krankenkassen gehört, die Kosten für eine geschlechtsangleichende Operation zu tragen.

Bezüglich der Prognose operativer Maßnahmen wird gefordert, daß eine Linderung der Krankheit wahrscheinlich ist.

In ihren kritischen Überlegungen zu dieser Auffassung des BSG kamen Reese und Wille (1) bezüglich der Kriterien für die Begutachtung zu folgenden Forderungen:

1. Sorgfältige Beobachtung über 2 Jahre, eingehende psychologisch-sexualmedizinische Diagnostik mit Betonung der psycho- und soziosexuellen Anamnese.
2. Es ist besonderer Wert auf die diagnostische Zuordnung und differentialdiagnostische Abgrenzung zu legen.
3. Der Leidensdruck des Patienten sollte ausdrücklich erwähnt, umfassend beschrieben und gegebenenfalls begründet werden.
4. Desgleichen sollte auch der Versuch einer psychotherapeutischen Behandlung des transsexuellen Konflikts eingehend dargelegt werden.

Die Kriterien der höchstrichterlichen Rechtsprechung zugrundelegend geht es für den MDK-Gutachter um die Beantwortung der folgenden fünf Fragen:

1. Besteht ein Transsexualismus?
2. Hat dieser Transsexualismus Krankheitswert?
3. Sind die nichtoperativen, also die psychiatrischen und psychotherapeutischen Behandlungsmöglichkeiten dieser Krankheit ausgeschöpft worden?
4. Sind geschlechtsverändernde Maßnahmen das einzige Mittel, das Leiden zu bessern oder zu lindern, und wenn ja, welche?
5. Wie ist die Prognose solcher Maßnahmen?

Es wird in Anlehnung an die zitierte Expertenforderung davon ausgegangen, daß die Beantwortung dieser Fragen einen diagnostisch-therapeutischen Prozeß von mindestens einem, in der Regel zwei Jahren voraussetzt.

7.3 Zum Begutachtungsverfahren

Die Begutachtung Transsexueller wird seit 1988 wegen ihrer Kompliziertheit und, um eine einheitliche Anwendung der Begutachtungskriterien sicherzustellen, im MDK Nordrhein zentral durchgeführt. Der Begutachtungsgang hat die folgende Schritte:

1. Der von der Krankenkasse dem regionalen MDK vorgelegte Antrag und die verfügbaren Unterlagen werden an die zentrale Begutachtungs- und Beratungsstelle weitergeleitet.
2. Hier erfolgt die Prüfung, ob die Informationen ausreichen, die für die Leistungspflicht der Krankenkasse relevanten Fragen zu beantworten. Wenn dieses der Fall ist, wird das Gutachten erstellt und der Krankenkasse zugeleitet. Wenn dieses nicht der Fall ist, wird dieses der Krankenkasse mitgeteilt mit der Bitte, evtl. vorhandene weitere Unterlagen vorzulegen.
3. Es folgt nun eine meist monatelange Phase, in der der MDK eine Beratungsfunktion sowohl gegenüber der Krankenkasse als auch dem Antragsteller erfüllt. Dies geschieht mit Gesprächen, sei es fernmündlich oder persönlich, und schriftlichen Stellungnahmen, bei denen es meist um die Erläuterung des Begutachtungsgangs geht.
4. Wenn weitere Unterlagen nicht beigebracht werden können, erhält der Antragsteller die Namen von Psychiatern und Psychotherapeuten genannt, bei denen er problemspezifisch behandelt werden kann, und die auch für den MDK als externe Gutachter gemäß § 279 Abs. 5, SGB V* tätig sind.
5. Wenn der Antragsteller diese Empfehlung annimmt und eine Behandlung in Gang kommt, teilt er dieses der Krankenkasse mit und diese dem MDK. Der behandelnde Psychiater/Psychotherapeut erhält nun vom MDK den Auftrag zur Erstellung eines Gutachtens, sobald dies im Verlauf der Behandlung möglich ist. (Die Behandlung wird als ambulante Psychotherapie im Rahmen der Psychotherapierichtlinien, im Erstattungsverfahren oder über eine Poliklinik/Ambulanz abgerechnet. Das Gutachten selbst geht zu Lasten des MDK.)
6. Nach Eingang des externen Konsiliargutachtens beim MDK wird das Ergebnis im Hinblick auf die sozialmedizinisch relevanten Fragen zusammengefaßt der Krankenkasse mitgeteilt.

Als geschlechtsverändernde Maßnahmen, für die die Krankenkasse leistungspflichtig sein kann, werden dabei angesehen:

- die Behandlung mit gegengeschlechtlichen Hormonen,
- die Genitaloperationen sowie bei Frau-zu-Mann-Transsexuellen die Entfernung der Mammae, des Uterus und der Adnexe,
- bei Mann-zu-Frau-Transsexuellen die Epilation in dem medizinisch notwendigen Umfang.

---

* § 279 Abs. 5 SGB V lautet: Die Fachaufgaben des Medizinischen Dienstes werden von Ärzten und Angehörigen anderer Heilberufe wahrgenommen: der Medizinische Dienst hat vorrangig Gutachter zu beauftragen.

Ursprünglich wurde im MDK Nordrhein die Auffassung vertreten, daß zunächst grundsätzlich zur medizinischen Notwendigkeit geschlechtsverändernder Maßnahmen Stellung genommen sein muß, bevor eine Leistungspflicht für diese Maßnahmen bejaht werden kann. Davon wurde jedoch später dann abgewichen, wenn eine qualifizierte Behandlung lief, in deren Verlauf der Therapeut die Diagnose gesichert und die medizinische Notwendigkeit einer Hormonbehandlung oder Epilation bescheinigt und begründet hatte.

7.4 Erfahrungen

Dieses Beratungs- und Begutachtungsverfahren ist für das Gebiet des MDK Nordrhein insofern als flächendeckend anzusehen, als seit 1988 mit ziemlicher Sicherheit alle beim MDK eingegangenen Anträge von Transsexuellen auf Kostenübernahme für geschlechtsverändernde Maßnahmen nach ihm bearbeitet wurden. Da die Kosten für die Behandlung und die Begutachtung geregelt sind, schien die Annahme begründet, daß die Transsexuellen in der Hoffnung auf eine Kostenübernahme für die angestrebte »Geschlechtsumwandlung« diesen Begutachtungsweg gehen würden. Im folgenden wird über die Erfahrungen in diesem Zeitraum berichtet. Auch werden die Ergebnisse der Begutachtungen zwischen 1988 und 1992 dargestellt. Die diesbezüglichen Zahlen sind in Tabelle 11 zusammengefaßt.

Tab. 11 Fallzahlentwicklung 1988 - 1994 und im Begutachtungsverfahren (MDK Nordrhein)

	Anträge	Vornamensänderung	Hormonbehandlung	1. MDK-Begutachtung		Externe Begutachtung				2. MDK-Begutachtung	
				+	-	N	+	-	?	+	-
1988	19	9	9	2	17	8	6	2	-	8	2
1989	10	5	4	2	8	5	2	1	-	4	1
1990	18	6	9	3	19	10	7	1	-	10	1
1991	20	11	8	3	17	15	6	1	-	9	1
1992	37	24	22	7	30	21	12	2	3	19	2
	104	55	52	17	87	59	33	7	3	50	7
in %	100	53	50	16	84	57	32	6,7	2,9	48	6,7
1993	27	11	10	6	21						
1994	30	11	16	3	27						
	161	77	78	26	135						
in %	100	48	49	16	84						

7.4.1 Die Antragsentwicklung

In den Jahren 1988 bis 1992 war die Zahl der Anträge zunächst konstant und hat sich nach einer Spitze 1992 in den Jahren 1993 und 1994 bei ca. 50% über dem Ausgangsniveau möglicherweise eingependelt. Einige der 161 Anträge bezogen sich zunächst auf die Kostenübernahme für die Hormonbehandlung oder eine Epilation. Letztlich aber ging es immer auch um operative Maßnahmen. Bei der von uns nicht näher aufgeschlüsselten Altersverteilung fiel auf, daß 59 (37%) der Antragsteller über 35 Jahre alt waren. Das mag bei der Antragsentwicklung und auch bei dem später dargestellten Begutachtungsverlauf bedeutsam sein.

7.4.2 Die Vornamensänderung

Bei 77 (48%) Antragstellern war die Vornamensänderung entweder beantragt oder schon gerichtlich entschieden. Das bedeutete, daß in fast jedem zweiten Fall schon für Gerichte erstellte Gutachten für die Vornamensänderung vorlagen. Diese Gutachten waren erstellt aufgrund einer oder einiger weniger Untersuchungen, eine davon meist von einem Psychiater. In diesen Gutachten wurden den Gerichten die nach dem Transsexuellengesetz vorgeschriebenen Fragen beantwortet, nämlich ob die antragstellende Person sich dem anderen Geschlecht als zugehörig empfindet, ob sie seit mindestens 3 Jahren unter dem Zwang steht, ihren Vorstellungen entsprechend zu leben, und ob mit hoher Wahrscheinlichkeit anzunehmen ist, daß sich dieses Zugehörigkeitsempfinden zum anderen Geschlecht nicht mehr ändern wird. Sehr häufig befanden sich die Antragsteller nicht in einer problemspezifischen Behandlung.

Der niederschwellige Zugang zur Vornamensänderung, so wünschenswert er zur Reduzierung des Leidensdrucks möglicherweise ist, verursacht bei der Begutachtung der Leistungspflicht der gesetzlichen Krankenkassen für geschlechtsverändernde Maßnahmen erhebliche Probleme. Die Transsexuellen legen die Gutachten bei der Krankenkasse vor in der Erwartung, daß sie für eine Kostenübernahme ausreichen, da ihnen doch ärztlich und zum Teil auch gerichtlich bescheinigt wurde, daß sie transsexuell sind. Sie reagieren enttäuscht, ja verärgert auf die Mitteilung, daß die Fragen der Gerichte an die Gutachter andere sind als diejenigen, die es bei der Beurteilung der Kostenfrage für geschlechtsverändernde Maßnahmen zu beantworten gilt. Insbesondere fehlen in den Gutachten oft Informationen, die die Krankheitswertigkeit der Störung erkennen lassen und Einblick in die möglicherweise durchgeführten psychiatrisch-psychotherapeutischen Maßnahmen und deren Wirksamkeit gewähren. Auch zur Indikation operativer Maßnahmen wird meist auf der Grundlage dieser wenigen Untersuchungen von den gerichtlich bestellten Gutachtern nicht Stellung genommen. Mit der gerichtlichen Entscheidung über die Vornamensänderung werden für die Transsexuellen Fakten geschaffen, die den Begutachtungsvorgang bezüglich der Leistungspflicht der Krankenkassen erheblich belasten können. Die Frage sei erlaubt, ob durch die leichte Zugänglichkeit der Vornamensänderung die Weichen in vielen Fällen nicht zu früh gestellt werden.

7.4.3 Die Hormonbehandlung

Die Problematik der frühen Weichenstellung stellt sich noch gravierender bei der Hormonbehandlung. Zum Zeitpunkt der Antragstellung war aus den Unterlagen ersichtlich, daß bei 78 (49%) der Transsexuellen eine Hormonbehandlung durchgeführt wurde. Wegen der Lückenhaftigkeit diesbezüglicher Informationen muß angenommen werden, daß die wirkliche Zahl noch wesentlich höher liegt. Die Hormonbehandlung kommt also bei den meisten Transsexuellen lange vor der Antragstellung bei der Krankenkasse in Gang. In nicht wenigen Fällen beginnt sie mit einer Eigenmedikation selbstbeschaffter Hormone, meist jedoch sind die Hormone ärztlich verordnet. Die Kosten werden selbst getragen. Nur selten war die Verordnung auf Empfehlung eines Psychiaters und Psychotherapeuten erfolgt, in dessen Behandlung sich der Transsexuelle befand. Wenn Ärzte bei Beginn der Hormoneinnahme überhaupt beteiligt waren, dann waren es meist Frauenärzte oder praktische Ärzte.

Die Hormonbehandlung ist eine somatische geschlechtsverändernde Maßnahme. Sie schafft somatische und psychische Fakten und nimmt die Entscheidung bezüglich der Indikation geschlechtsverändernder Maßnahmen vorweg. Nach monate- oder auch jahrelanger Hormonbehandlung stellt sich die Frage, ob eine qualifizierte Abklärung der medizinischen Voraussetzungen für die Leistungspflicht der gesetzlichen Krankenkassen für geschlechtsverändernde Maßnahmen im Sinne der höchstrichterlichen Rechtssprechung überhaupt noch möglich ist.

7.4.4 Die erste Begutachtung im MDK

Die vorgelegten Unterlagen reichten nur bei 26 (16%) der 161 Anträge aus, um bei Zugrundelegung der erwähnten Kriterien die Kostenübernahme für die beantragten geschlechtsverändernden Maßnahmen zu befürworten. Die Gründe für die vorläufige Ablehnung bei den übrigen 84% waren vielfältig. Erwähnt wurde schon die große Zahl derjenigen Transsexuellen, die lediglich im Zusammenhang mit der Vornamensänderung erstellte Gutachten vorlegen konnten. Einige Transsexuelle legten Berichte von Ärzten, auch Psychiatern vor, die im wesentlichen biographische Angaben der Antragsteller enthielten. Es fehlten jedoch eine qualifizierte psychologisch-sexualmedizinische Diagnostik und Differentialdiagnostik, ein psychopathologischer Befund, aus dem der Leidensdruck plausibel wurde, und insbesondere eine Darstellung der psychiatrischen und psychotherapeutischen Behandlungsbemühungen, aus der nachvollziehbar war, wie oft mit welchem Ziel was an Behandlung durchgeführt worden war. Schließlich gibt es immer noch Ärzte, auch Nervenärzte, die aufgrund einer einzigen Untersuchung die Indikation zur sogenannten Geschlechtsumwandlung glauben stellen zu können und dieses auch entsprechend zur Vorlage bei der Krankenkasse bescheinigen.

Die Beratung der Transsexuellen, deren Antrag anläßlich der ersten MDK-Begutachtung wegen mangelnder Informationen nicht beurteilbar ist, gestaltet sich oft schwierig. Die Notwendigkeit einer nichtoperativen Behandlung wird oft nicht eingesehen bzw. nicht akzeptiert, wenn die Hormonbehandlung schon lange läuft, die Vornamensänderung beantragt oder entschieden ist und fachärztliche Gutachten vorliegen oder Bescheinigungen anderer Ärzte. Oft sind ein umfangreicher Schriftwechsel und zahlreiche Gespräche sowohl mit den Transsexuellen als auch mit ihren Krankenkassen erforderlich. Die meisten Transsexuellen nehmen letztlich die Empfehlung an, sich in die Behandlung eines Psychiaters/Psychotherapeuten zu begeben. Die Auswertung der 104 zwischen 1988 und 1992 begutachteten Fälle ergab, daß von den 87 Transsexuellen, deren Antrag bei der ersten MDK-Begutachtung nicht beurteilbar war, 59 die Empfehlung annahmen, 28 nicht. Auf diese letzteren, die es sich möglicherweise anders überlegt haben, wird später noch eingegangen.

7.4.5 Die externe Begutachtung

59 von 104 Transsexuellen (68%) begaben sich also in psychiatrisch-psychotherapeutische Behandlung. Bei dreien ist diese Behandlung noch nicht abgeschlossen. 16 haben die Behandlung abgebrochen, zumindest vorerst. In 33 Fällen kamen die externen Gutachter zu dem Ergebnis, daß geschlechtsverändernde Maßnahmen medizinisch indiziert sind, in 7 Fällen lag eine solche Indikation nicht vor. Abhängig von den Besonderheiten des Einzelfalles war die Behandlungsdauer sehr unterschiedlich lang und reichte von einigen Monaten bis über 2 Jahre. Einige Antragsteller wechselten den Therapeuten im Verlauf der Behandlung. In den meisten Fällen reichten 25 Einzelsitzungen bis zur Erstellung des Gutachtens aus.

7.4.6 Die zweite Begutachtung im MDK

Die Ergebnisse der externen Begutachtungen, in denen die Besonderheit der Problematik entsprechend sehr viele persönliche Informationen über die Patienten enthalten sind, wurden für die Krankenkassen unter sozialmedizinischem Aspekt zusammengefaßt. In beiden MDK-Begutachtungen zusammen lagen die medizinischen Voraussetzungen für eine Leistungspflicht der gesetzlichen Krankenkassen für geschlechtsverändernde Maßnahmen bei 50 (17 + 33) der 104 Fälle vor (= 48%), bei 7 (= 6,7%) nicht.

Mehrere Antragsteller drohten ihrer Krankenkasse im Verlauf des Begutachtungsprozesses mit einem Rechtsstreit, einige schalteten tatsächlich einen Anwalt ein. Nur in einem Fall jedoch ließ sich aufgrund der ausgewerteten Unterlagen ein Rechtsstreit verfolgen.

7.5 Offene Fragen

Die Erfahrungen bei der Begutachtung Transsexueller werfen viele Fragen auf, sowohl medizinische als auch juristische. Auf zwei Fragenkomplexe soll gesondert eingegangen werden.

7.5.1 Die Abbruchquote

Von den im Zeitraum von 1988 bis 1992 begutachteten 104 Transsexuellen sind 28 nach der ersten MDK-Begutachtung aus dem Begutachtungsgang ausgeschieden. Von den 59, die sich in Behandlung der externen Gutachter begaben, haben weitere 16 die Behandlung abgebrochen. Insgesamt sind also 44 (42%) der 104 Antragsteller aus dem Begutachtungsverfahren ausgeschieden. Die Gründe dafür sind weitgehend unbekannt. Es könnte sein, daß

- Kosten selbst getragen wurden,
- der MDK beim weiteren Verfahren nicht mehr eingeschaltet wurde,
- der Antragsteller in ein anderes Bundesland/ins Ausland verzogen ist,
- er es sich anders überlegt hat.

Diese letzteren sind im Hinblick auf die Gestaltung der Behandlung und Begutachtung Transsexueller von besonderem Interesse. Wie groß ist die Gruppe derjenigen, bei denen es nach Vornamensänderung und unter dem Einfluß von Hormonbehandlung, eventuell auch Epilation und möglicherweise zunehmender psychosozialer Integration zu einem Versiegen des Strebens nach einer operativen »Geschlechtsumwandlung« kommt? Wie viele arrangieren sich auf dem Wege mit dem ursprünglichen Geschlecht? Und warum tun sie es? Katamnesen zeigen (Fahrner et al., 1987), daß die Bereitschaft, im ursprünglichen Geschlecht zu leben, im Zusammenhang mit dem Grad der psychosozialen Integration steht. Dieses würde einerseits bedeuten, daß im Verlaufe der Behandlung Transsexueller auch intensive Bemühungen um deren psychosoziale Integration erforderlich sind und andererseits dem Drängen nach »Geschlechtsumwandlung« im Begutachtungsverfahren nur stufenweise nachgegeben werden sollte. Möglicherweise hängt die erwähnte Abbruchquote zum Teil damit zusammen, daß über ein Drittel der Antragsteller (59 von 161 = 37%) schon über 35 Jahre alt waren und im ursprünglichen Geschlecht mehr oder weniger sozial integriert. Diese Frage muß vorerst offen bleiben.

7.5.2 Postoperative Anträge

In den letzten 2 Jahren läßt sich eine zunehmende Tendenz beobachten, daß auch postoperativ Leistungen beantragt werden. Diese Anträge wurden zahlenmäßig noch nicht erfaßt, so daß nur über diesen Trend berichtet werden kann. Im einzelnen handelt es sich um:

- Anträge auf Kostenübernahme für eine **Epilation** der Barthaare. Wegen der besonderen Bedeutung der sozialen Akzeptanz und der Exponiertheit des Gesichts wird bei Transsexuellen grundsätzlich die Epilation zu den geschlechtsverändernden Maßnahmen gezählt, für die eine Leistungspflicht bestehen kann. Da die Epilation sich über Jahre erstrecken kann, gibt es diese Anträge sowohl vor als auch besonders nach einer Operation. Bei der Begutachtung sind vor allem zwei Fragen zu lösen: die des richtigen Zeitpunkts und die des erforderlichen Umfangs. Hierzu bedarf es endokrinologischer und dermatologischer Fachkenntnisse zusätzlich zu psychiatrisch-psychotherapeutischen.

Zur Klärung der medizinischen Indikation einer Epilationsbehandlung ist daher eine gebietsübergreifende Zusammenarbeit erforderlich. Die Epilationsfrage ist auch wegen der Kosten bedeutungsvoll. Für keine Maßnahme wurden bisher so hohe Kostenvoranschläge vorgelegt wie für die Epilation bei einem starken Bartwuchs. Bei 300 bis 400 Stunden im Verlauf von zwei Jahren und einem Stundensatz von 100,- DM beliefen sich diese Kostenvoranschläge auf 30.000,- bis 40.000,- DM. Selbst bei Zugrundelegung der ärztlichen Gebührenordnung mit ca. 18,- DM pro 30minütiger Sitzung läge der Betrag bei über 10.000,- DM.

- **Brustaufbauplastiken** wurden bisher nur zweimal beantragt und die Kostenübernahme nicht befürwortet. Ob es Fälle von Mann-zu-Frau-Transsexualismus geben kann, bei denen unter Hormonbehandlung, nach Vornamensänderung, Epilation und Operation noch psychische Störungen von Krankheitswert bestehen können, die nicht anders als durch eine Brustaufbauplastik zubehandeln sind, läßt sich aufgrund der Erfahrung im MDK Nordrhein nicht beantworten. Bisher wird hier die Auffassung vertreten, daß solche Brustaufbauplastiken, wie auch sonst bei Frauen, nicht in die Leistungspflicht der gesetzlichen Krankenkassen fallen.
- Neuerdings und zunehmend häufiger wird die Kostenübernahme für eine **Stimmtherapie** beantragt, mit der Mann-zu-Frau-Transsexuelle eine höhere Stimmlage erwerben wollen. Nach angeblicher Erfolglosigkeit einer solchen Therapie mehren sich auch die Anträge auf Kostenübernahme für eine Stimmlippenverkürzungsoperation. Dafür werden HNO-ärztliche Notwendigkeitsbescheinigungen beigebracht. Auch für diese Maßnahmen konnten bisher aus psychiatrischer Sicht nicht die medizinischen Voraussetzungen für eine Leistungspflicht der gesetzlichen Krankenversicherung gesehen werden. Um die relevante Frage noch einmal zu formulieren: Ist es möglich, daß ein Transsexueller nach Vornamensänderung, Operation, Hormonbehandlung und eventueller Epilation noch an einer psychischen Störung von Krankheitswert leidet, die nur durch eine Stimm-Therapie oder Stimmlippenverkürzungsoperation zu behandeln ist? Oder sind solche Anträge nicht Ausdruck einer mangelhaften oder gar fehlenden psychiatrisch-psychotherapeutischen Behandlung? Nur selten wurde bekannt, daß Transsexuelle sich auch über die erreichte Operation hinaus psychiatrisch-psychotherapeutisch behandeln ließen.

7.6 Fazit

Die Erfahrungen bei der Begutachtung von Transsexuellen im MDK Nordrhein veranschaulichen eine große Diskrepanz zwischen Anspruch und Wirklichkeit bei der Behandlung Transsexueller. Der Anspruch der Experten bezüglich einer differenzierten Diagnostik und einer ausreichend langen, nichtoperativen Behandlung und die darauf gründende BSG-Rechtssprechung zur Leistungspflicht der gesetzlichen Krankenkassen für geschlechtsverändernde Maßnahmen stehen sehr häufig noch in krassem Gegensatz zum Verhalten der Transsexuellen und dem ärztlichen Umgang mit ihnen. Meist werden die Weichen in Richtung der angestrebten »Geschlechtsumwandlung« schon zu einem frühen Zeitpunkt der Entwicklung gestellt, entweder von den Transsexuellen selbst

(Hormoneinnahme) oder auch von Ärzten (und über ihre Gutachten von Richtern). Wenn schließlich der Antrag auf Kostenübernahme für geschlechtsverändernde Maßnahmen bei der Krankenkasse gestellt wird, dann kann sich der Gutachter bisher nur in einem von sechs Fällen auf das Ergebnis einer ausreichend langen problemspezifischen psychiatrisch-psychotherapeutischen Behandlung stützen. Mit dem dargestellten, seit 1988 praktizierten Verfahren wurde versucht, dennoch den Begutachtungsauftrag zu erfüllen, allerdings mit erheblichen Schwierigkeiten.

Die Erfahrungen bei der Begutachtung Transsexueller im MDK Nordrhein können daher nur in einige Forderungen einmünden:

- Notwendig ist ein flächendeckendes regionales Beratungsangebot für Transsexuelle, damit diese frühzeitig sachverständigen Rat finden.
- Notwendig ist eine bessere Information von Ärzten (und Richtern) über die Besonderheiten im Umgang mit den Problemen Transsexueller, damit die Weichen in Richtung »Geschlechtsumwandlung« nicht zu früh und möglicherweise falsch gestellt werden.
- Notwendig sind schließlich in ausreichender Zahl Einrichtungen, in denen Transsexuelle bedarfsgerecht behandelt werden können, damit ihr Antrag auf Kostenübernahme für geschlechtsverändernde Maßnahmen wesentlich häufiger als bisher das Produkt einer solchen Behandlung wird.

Literatur

Fahrner, E.M., Kockott, G., Duran, G. (1987) Die psychosoziale Integration operierter Transsexueller. Nervenarzt 58, 340-348

Reese, J., Wille, R. (1988) Sozialrechtliche Aspekte des Transsexualismus. Praktische Sexualmedizin 9, 7-8

8 Gutachten nach dem Transsexuellengesetz

8.1 Zur Begutachtung Transsexueller aus der Sicht der Betroffenen

Maria S. Augstein

Gutachten sind für Transsexuelle auf dem Weg zum anderen Geschlecht von zentraler Bedeutung. Transsexuelle benötigen Gutachten für Verfahren nach dem Transsexuellengesetz (TSG), zur Indikationsstellung für den Operateur und zur Erlangung der Kostenübernahme der Krankenkasse. Die rechtlichen Erfordernisse für diese Schritte sind unterschiedlich und erschöpfen sich nicht in der Stellung der Diagnose Transsexualität. Dies ist bei Betroffenen und Gutachtern nicht genügend bekannt. So stellte eine Münchner Gutachterin in einem Gutachten für die Krankenkasse zwar die Indikation für die operative Geschlechtsumwandlung, ging jedoch auf die spezifischen Voraussetzungen für die Kostenübernahme nicht ein. Immer wieder sind Transsexuelle erstaunt darüber, daß ihre im Verfahren wegen Vornamensänderung erstellten Gutachten für ihren Operateur oder die Kostenübernahme der Krankenkasse nicht ausreichen. Deshalb gehe ich zunächst auf die jeweiligen rechtlichen Voraussetzungen ein und komme dann zur Begutachtung und den dabei auftretenden Problemen.

8.1.1 Rechtliche Voraussetzungen und Vorgaben

Zu den rechtlichen Voraussetzungen für die Vornamensänderung (kleine Lösung) und Feststellung der neuen Geschlechtszugehörigkeit (große Lösung) nach dem TSG

Vor der **Vornamensänderung** müssen zwei Gutachter/innen feststellen, daß die/der Betreffende transsexuell ist, seit mindestens 3 Jahren unter dem Zwang steht, den transsexuellen Vorstellungen entsprechend zu leben, und daß sich das Zugehörigkeitsempfinden zum anderen Geschlecht nicht mehr ändern wird. Hervorzuheben ist, daß das TSG nicht verlangt, daß sie/er bereits seit 3 Jahren im neuen Geschlecht gelebt haben muß. Das Amtsgericht Frankfurt/M. hatte in einem Fall die Vornamensänderung abgelehnt, weil der Antragsteller erst seit eineinhalb Jahren als Frau lebe. Auf meine Beschwerde hin hob das Landgericht Frankfurt/M. diese Entscheidung auf und stellte klar, daß es nicht darauf ankomme, wie lange die Betreffende entsprechend ihrem Zugehörigkeitsempfinden gelebt habe, sondern wie lange sie insoweit unter einem Zwang stand.

Eine Altersgrenze gibt es nicht mehr. Das Bundesverfassungsgericht (BVerfG) hat die bisherige Altersgrenze von 25 Jahren durch Beschluß vom 26.1.1993 aufgehoben. Da jetzt auch keine niedrigere Altersgrenze gilt, können auch Minderjährige die Vornamensänderung beantragen. Sie brauchen dafür (wie für jedes Gerichtsverfahren) die Zustimmung ihrer Eltern oder die Ersetzung der Zustimmung durch das Vormundschaftsgericht. Verheiratete Transsexuelle können von der kleinen Lösung Gebrauch machen. Ausländer (auch mit noch so langem berechtigten Aufenthalt in Deutschland) können das TSG nicht in Anspruch nehmen, es sei denn, sie sind anerkannte Asylberechtigte.

Für die **Feststellung der neuen Geschlechtszugehörigkeit** müssen dieselben Voraussetzungen erfüllt sein wie für die Vornamensänderung. Darüber hinaus muß sich die/der Betreffende einer geschlechtsanpassenden Operation unterzogen haben und dauernd fortpflanzungsunfähig sein. Für Frau-zu-Mann-Transsexuelle bedeuten diese Erfordernisse die operative Brustverkleinerung und die Entfernung der inneren Geschlechtsorgane. Weitere Eingriffe (Scheidenverschlußoperation, Phallo- oder Hodenplastik) sind nach der höchstrichterlichen Rechtsprechung der Oberlandesgerichte Hamm und Zweibrücken nicht erforderlich. Eine bestehende Ehe muß vorher geschieden sein. Eine Altersgrenze gibt es hier auch nicht. Die vom TSG ursprünglich vorgesehene Altersgrenze von 25 Jahren hatte das BVerfG bereits mit Beschluß vom 16.3.82 aufgehoben.

Die rechtlichen Vorgaben für die ärztliche Behandlung Transsexueller

Es gibt keine gesetzlichen Vorschriften, die für die gegengeschlechtliche Hormonbehandlung oder geschlechtsumwandelnde Operationen spezifische Bedingungen festlegen. Dies liegt vollständig in der Verantwortung des behandelnden Arztes. Das TSG regelt diese Materie nicht und ist auch nicht analog anwendbar. Es ist z.B. zulässig, Geschlechtsumwandlungsoperationen an Verheirateten durchzuführen, und zwar auch ohne Einwilligung der Ehefrau/des Ehemannes. Der Operateur kann sich mit einem Gutachten als Nachweis der Indikation begnügen und muß nicht auf einem zweiten Gutachten bestehen.

Wie jede ärztliche Behandlung steht auch die geschlechtsumwandelnde Behandlung Transsexueller unter dem Postulat, daß sie gemäß den »Regeln der ärztlichen Kunst« durchgeführt werden muß. Ansonsten können sich zivil- und strafrechtliche Konsequenzen ergeben. Ein Operateur, der z.B. einen Patienten ohne Gutachten geschlechtsumwandelnd operieren würde, ginge das Risiko ein, daß der Patient, wenn er die Operation hinterher bereut, Schadensersatzansprüche geltend machen könnte. Umgekehrt ist aus der Sicht der Betroffenen hervorzuheben, daß es trotz entsprechender Gutachten keinen Anspruch auf Durchführung der geschlechtsumwandelnden Behandlung durch einen bestimmten Arzt gibt und ein Arzt im Falle der Weigerung nicht auf Durchführung der Operation verklagt werden kann.

Zur Kostenübernahmepflicht der Krankenkassen

Nach der Rechtssprechung des Bundessozialgerichts (BSG) muß die gesetzliche Krankenkasse die Behandlungskosten übernehmen, wenn eine Transsexualität gutachterlich gesichert ist und die/der Betroffene einem Leidensdruck ausgesetzt ist, der nur durch geschlechtsumwandelnde Maßnahmen als einziges Mittel der Behandlung gelindert werden kann. Manche Krankenkassen und Medizinischen Dienste legen dieses Grundsatzurteil des BSG zu Unrecht so aus, daß in jedem Fall eine Psychotherapie erfolglos versucht worden sein muß, bevor eine Kostenübernahme für die operative Geschlechtsumwandlung erfolgen könne. Gerade im Interesse der Krankenkassen (Vermeidung unnötiger Kosten!) muß es jedoch genügen, daß eine psychiatrische oder psychotherapeutische Behandlung nach dem Urteil des behandelnden Facharztes von vornherein aussichtslos ist. In einem Prozeß gegen die Krankenkasse vor dem Sozialgericht Fulda bekam ich diesbezüglich auch Recht.

Für die privaten Krankenkassen hat der Bundesgerichtshof am 8.3.95 entschieden, daß ein zur Kostenübernahme verpflichtender Versicherungsfall im Sinne der Mustervertragsbedingungen der Krankenkassen jedenfalls dann vorliegt, wenn die rechtskräftige Feststellung der neuen Geschlechtszugehörigkeit nach § 8 TSG erreicht wurde.

8.1.2 Die Begutachtung in Verfahren nach dem TSG

Die Einholung der Gutachten

Das Gericht muß zwei Gutachten von Sachverständigen einholen, die aufgrund ihrer Ausbildung und beruflichen Erfahrung mit den Problemen des Transsexualismus ausreichend vertraut sind. Abgesehen von dieser Anforderung an die Sachkunde ist das Gericht in der Auswahl der Gutachter frei. Der/die Antragsteller/in kann dem Gericht bestimmte Gutachter vorschlagen, hat aber keinen Anspruch darauf, daß das Gericht diese auch beauftragt. Das Gericht kann auch die **behandelnden** Ärzte/Psychologen als Gutachter bestellen und auch vom Antragsteller (der Antragstellerin) vorgelegte Gutachten verwenden.

Das Grundproblem der Begutachtung bei der Vornamensänderung nach § 1 TSG

Der Gesetzgeber hat die **kleine Lösung** ausdrücklich als Hilfe zur Erprobung der neuen Geschlechtsrolle, zur Bewältigung der mit dem Umstieg verbundenen Probleme (z.B. am Arbeitsplatz) konzipiert. Transsexuelle sollten so schon vor der Operation die Möglichkeit haben, auszuprobieren, ob sie mit dem Leben in der neuen Identität zurechtkommen. § 1 TSG verlangt jedoch die Feststellung, daß sich das Zugehörigkeitsempfinden zum anderen Geschlecht mit hoher Wahrscheinlichkeit nicht mehr ändern wird, und damit die abgeschlossene Diagnose Transsexualität, wie sie für medizinische Maßnahmen erforderlich ist. Zur Absicherung der Diagnose Transsexualität gehört u.a. ein erfolgreich durchlaufener Alltagstest. Dies zur Voraussetzung für die Vornamensänderung zu machen, ginge jedoch an der gesetzgeberischen Zielsetzung (Vornamensänderung als Hilfe für den Alltagstest) vorbei.

Durch diesen im Gesetz selbst angelegten Widerspruch sind auch Gutachter öfter vor das Problem gestellt, daß sie einerseits die Vornamensänderung aus therapeutischen Gründen befürworten, andererseits aber Bedenken haben, die Unabänderlichkeit des Zugehörigkeitsempfindens zum anderen Geschlecht festzustellen. Viele Gutachter lösen diesen Konflikt, indem sie die Voraussetzungen des § 1 TSG bestätigen, dem Gutachten aber einen Zusatz anfügen, daß es nicht als Grundlage für die Durchführung geschlechtsangleichender Operationen zu verwenden ist. Dies ist m.E. eine praktikable Vorgehensweise, die beiden Seiten gerecht wird. Transsexuellen wird der Weg zur Vornamens-änderung nicht übermäßig erschwert, und die Gutachter sind noch gezwungen, mit der Befürwortung der kleinen Lösung auch zugleich die Verantwortung für medizinische Maßnahmen übernehmen zu müssen.

Was können Transsexuelle gegen ungeeignete Gutachter unternehmen?
Transsexuelle haben zwei »Angriffsmittel« gegen die vom Gericht bestellten Gutachter. Einmal können sie geltend machen, daß der Gutachter nicht die vom Gesetz verlangte Sachkunde hat. In einem von mir vertretenen Fall beauftragte das Gericht den Anstaltsarzt der Strafanstalt, in der die Antragstellerin einsaß. Ich konnte erreichen, daß die Beauftragung des Anstaltsarztes wegen fehlender Sachkunde wieder aufgehoben wurde. In Zweifelsfällen sollte der Gutachter aufgefordert werden, seine besondere Erfahrung mit dem Phänomen des Transsexualismus bezüglich Ausbildung und praktischer beruflicher Tätigkeit dem Gericht näher darzulegen.

Zum anderen können Transsexuelle einen Gutachter wie in jedem Prozeß wegen Besorgnis der Befangenheit ablehnen. Befangenheit liegt z.B. dann vor, wenn ein Gutachter Transsexualität oder den Weg der juristischen und medizinischen Angleichung an das gewünschte Geschlecht generell ablehnt. Mir wurde von einem Gutachter berichtet, der der Amtsrichterin sagte, für ihn seien diese Operationen nur eine Verstümmelung. Über das Befangenheitsgesuch entscheidet das Amtsgericht. Lehnt das Amtsgericht das Gesuch ab, können Transsexuelle dagegen innerhalb von 14 Tagen sofortige Beschwerde zum Landgericht einlegen.

Wenn Gutachten ablehnend ausfallen
In Verfahren wegen Feststellung der neuen Geschlechtszugehörigkeit nach § 8 TSG habe ich es in 15 Jahren Berufspraxis nicht erlebt, daß ein Gutachten zu einem negativen Ergebnis kam. Es macht in der Tat keinen Sinn, nach Durchführung der operativen Geschlechtsumwandlung die juristische Anerkennung der neuen Geschlechtszugehörigkeit zu verweigern.

Im Gegensatz dazu kommt es in Verfahren wegen Vornamensänderung nach § 1 TSG hin und wieder zu ganz oder teilweise ablehnenden Gutachten. Dies ist für die Betroffenen fatal, weil es nur in klaren und eindeutigen Fällen möglich ist, dem Gericht inhaltliche Mängel des Gutachtens nachzuweisen. Ein solcher Fall liegt vor, wenn Gutachter sich in Widerspruch zur medizinischen Fachliteratur über Transsexualität setzen. Zum Beispiel wurde in einem Gutachten aus dem Fehlen des Wunsches nach operativen Eingriffen der Schluß gezogen, ein Fall von echtem Transsexualismus liege nicht vor. Oder eine auf das neue Geschlecht bezogene homosexuelle Orientierung (Mann-zu-Frau-Transsexuelle wünschen sich, auch nach der Operation, Liebesbeziehungen zu Frauen, oder Frau-zu-Mann-Transsexuelle Beziehungen zu Männern) führte zu einem negativen Ergebnis des Gutachtens. Hier kann die Mangelhaftigkeit des Gutachtens durch Vorlage der entsprechenden Fachliteratur belegt werden.

Viel schwieriger ist dies, wenn Gutachter vermeintliche oder auch tatsächlich bestehende Persönlichkeitsmängel und Auffälligkeiten aufzeigen und daraus ableiten, daß eine Transsexualität nicht vorliege. Manchmal wurden sogar absolut verständliche Reaktionen (die Betroffene war aufgrund von beleidigendem und aggressivem Verhalten der Umwelt tief gekränkt und in ihrem Selbstwertgefühl stark verunsichert) psychiatrisch etikettiert (Narzißmus, Borderline-Pathologie) und negativ ausgelegt. Eine solche Vorgehensweise berücksichtigt nicht, daß eine Transsexuellen-Biographie mit dem Zustand andauernder Zerrissenheit mehr als genug Gründe für allgemeine Persönlichkeitsstörungen und Auffälligkeiten bieten kann, ganz besonders in dem schwierigen Zwischenstadium des Umstiegs. Letztlich zeigt so ein Gutachten nur, daß der Gutachter mit der/dem Betroffenen nicht zurechtgekommen ist.

Wenn das erste Gutachten negativ ausfällt, muß das Gericht in der Regel trotzdem ein zweites Gutachten einholen und darf den Antrag nicht sofort ablehnen. Denn das erste Gutachten kann ja Unrecht haben. Bei zwei divergierenden Gutachten (eins negativ, eins positiv) ist eine Antragsablehnung erst recht nicht zulässig; der Widerspruch muß durch ein drittes Gutachten entschieden werden. Häufiger sind Fälle, in denen ein Gutachten voll positiv ist und das andere Gutachten sich nicht grundsätzlich gegen die Vornamensänderung ausspricht, sondern nur eine Einschränkung enthält (z.B. ist sich der Gutachter nicht ganz sicher, ob er die Unveränderlichkeit des Zugehörigkeitsempfindens feststellen kann). Hier kann das Gericht den persönlichen Eindruck von dem/der Antragsteller/in beim Anhörungstermin berücksichtigen und im Rahmen der Beweiswürdigung zu dem Ergebnis kommen, daß sie/er die Vornamensänderung trotz der Einschränkung in dem einen Gutachten bekommt.

8.1.3 Die Begutachtung durch den Medizinischen Dienst der Krankenversicherung (MDK)

Die gesetzlichen Krankenkassen sind berechtigt, vor der Entscheidung über die Kostenübernahme für geschlechtsumwandelnde Maßnahmen eine gutachtliche Stellungnahme des MDK anzufordern. Die Grundentscheidung der Kostenübernahme verbleibt aber bei der Krankenkasse, die das Verwaltungsverfahren zu führen, Gutachten und Berichte der behandelnden Ärzte einzuholen hat usw. und dem MDK auch die Fragen für seine gutachtliche Stellungnahme vorzugeben hat. Diese Kompetenzverteilung wird von der Krankenkasse oft nicht beachtet und die Entscheidung letztlich voll dem MDK überlassen.

Der MDK erstattet entweder selbst ein Gutachten (nach Aktenlage oder nach einer zusätzlichen Untersuchung der/des Betroffenen), oder er gibt ein Gutachten bei einem anderen Gutachter in Auftrag. Aus der Sicht der Betroffenen ist folgendes zu beachten:
a) Der MDK darf nach ausdrücklicher gesetzlicher Vorschrift nicht in die Behandlung eingreifen und demzufolge keine (weitere) psychotherapeutische Behandlung anordnen. Die Betroffenen sind im Rahmen ihrer sozialrechtlichen Mitwirkungspflichten nur zur Mitwirkung bei der Begutachtung, nicht aber zu einer eventuellen Therapie verpflichtet.

b) Die Betroffenen können sich den MDK oder den von ihm eingeschalteten Gutachter nicht aussuchen. Sie sind aber auch im Verwaltungsverfahren berechtigt, befangene Gutachter abzulehnen. Gerade im Rahmen der Begutachtung durch den MDK ist es gar nicht so selten, daß ein Gutachter, schon um den Krankenkassen Geld zu sparen, grundsätzlich gegen die operative Geschlechtsumwandlung eingestellt ist.

Im Verfahren mit privaten Krankenkassen wird der MDK nicht tätig. Die Betroffenen müssen die für die Kostenübernahme notwendigen Gutachten selbst beschaffen und bei ihrer Krankenkasse einreichen. Diese legt den Vorgang dann einem intern tätigen Gesellschaftsarzt zur Begutachtung vor.

8.1.4 Eine Reform des TSG ist notwendig!

TSG-Verfahren dauern immer länger. Diese seit dem Inkrafttreten des TSG (1981) zu beobachtende Entwicklung führte dazu, daß eine Verfahrensdauer von zwölf Monaten auch in Fällen, die bei der Begutachtung keinerlei Probleme aufwerfen, die Untergrenze darstellt und auch eine Dauer von 18 bis 24 Monaten nicht ungewöhnlich ist. Natürlich sind Richter, Gutachter, Schreibdienst und Geschäftsstelle total überlastet. Die Ursachen für diesen Mißstand sind aber auch im TSG selbst angelegt (Einholung zweier umfangreicher Gutachten, Beteiligung eines Vertreters des öffentlichen Interesses, die in jedem Fall notwendige persönliche Anhörung der/des Betroffenen). Die Presse berichtete von dem Fall einer 45jährigen Kapitänin, die nach ihrer Geschlechtsumwandlung zur Frau ihren Arbeitsplatz verlor. Die Reederei habe ihr 6 Monate den Platz in der Schiffsführung freigehalten, die Vornamensänderung dauerte jedoch über ein Jahr, heißt es in dem Artikel. Um solche Vorkommnisse zu verhindern, wurde das TSG geschaffen! Eine Verkürzung der Verfahrensdauer wäre für die Betroffenen sehr wichtig.

Bei der kleinen Lösung geht es ja auch nicht um irreversible medizinische Eingriffe, sondern nur um die administrative Maßnahme der Vornamensänderung, um neue Ausweispapiere. Und nach Durchführung der operativen Geschlechtsumwandlung steht das Verfahrensergebnis (Feststellung der neuen Geschlechtszugehörigkeit) ohnehin fest. Die Gutachterinnen Dr. Weitze und Dr. Osburg von der Freien Universität Berlin stellen in ihren »Betrachtungen über zehn Jahre Transsexuellengesetz« (Recht und Psychiatrie 1993, S. 94ff., 106, 107) die Frage, ob die Einholung zweier unabhängiger Gutachten für eine Vornamens- und Personenstandsänderung gerade angesichts der äußerst seltenen Anträge auf Rückumwandlung tatsächlich notwendig und sinnvoll ist. Es wäre in der Tat sehr hilfreich, wenn sich das Gericht für die Bewilligung der Vornamensänderung mit **einem** positiven Gutachten begnügen könnte. Nach Durchführung der Operation würde dann der Op.-Bericht des Operateurs (mit einer Bestätigung über die dauernde Fortpflanzungsunfähigkeit) die große Lösung ermöglichen. Eine weitere Möglichkeit der Änderung bestünde darin, daß der Anhörungstermin nicht mehr zwingend vorgeschrieben, sondern in das Ermessen des Gerichts gestellt wird.

Das TSG wurde im Interesse der sozialen Integration der Transsexuellen geschaffen; die lange Verfahrensdauer ist dieser Zielsetzung abträglich. Ich appelliere an den

Gesetzgeber, hier einen Behandlungsbedarf anzuerkennen und eine entsprechende Reform in die Wege zu leiten.

8.2 Erstellung der Gutachten

Friedemann Pfäfflin

8.2.1 Zu den Rollen von Gutachter und Therapeut

Im Rahmen der Begutachtungen nach TSG werden Sachverständige in drei Fällen hinzugezogen: erstens bei Anträgen auf Vornamensänderung, zweitens bei Anträgen auf Personenstandsänderung und drittens bei Aufhebungen entsprechender Beschlüsse. Das TSG schreibt vor, daß die vom Gericht zu beauftragenden Sachverständigen »aufgrund ihrer Ausbildung und ihrer beruflichen Erfahrung mit den besonderen Problemen des Transsexualismus ausreichend vertraut sind« (TSG § 4). Woran Gerichte dies bemessen, ist nicht immer nachvollziehbar.

Auch unterscheidet sich die Praxis der Gerichte hinsichtlich der Frage, ob ein an der Behandlung des Patienten beteiligter Arzt oder Psychotherapeut beauftragt wird. Einige Gerichte sehen darin einen Vorteil, weil der Behandler den Patienten bereits kennt und dadurch der Aufwand für die Gutachtenerstellung geringer wird; andere betrachten dies als Nachteil mit der Begründung, der Behandler sei als Gutachter nicht mehr unvoreingenommen. Vermutlich leitet sich die zuletzt genannte Auffassung aus Erfahrungen aus der Begutachtungspraxis im Kontext des Strafrechts ab. Bei der Freiwilligen Gerichtsbarkeit im Zusammenhang mit TSG-Anträgen geht es aber nicht um die retrospektive Beurteilung von Schuldfähigkeit mit den entsprechenden Konsequenzen auf Strafmaß und die alternativen Unterbringungen im Gefängnis oder im Maßregelvollzug, sondern um Hilfen für die zukünftige Lebensgestaltung von Menschen, die mit der Differenz von an sie gerichteten Rollenerwartungen und der eigenen Geschlechtsidentität nicht mehr zurechtkommen. Solche Menschen nahmen schon lange, bevor es das TSG gab, von sich aus ärztliche und psychologische Hilfen in Anspruch, und der Gesetzgeber hat schließlich nach zahlreichen Gerichtsurteilen nachvollzogen, daß der Behandlung auch rechtliche Erleichterungen wie Namens- und Personenstandsänderungen zur Seite gestellt werden müssen. Warum einzelne Gerichte jetzt Behandler als generell voreingenommen betrachten, ist daher nicht leicht zu begreifen, zumal das TSG durch die zwingende Vorgabe, daß in jedem Verfahren zwei Sachverständige beizuziehen sind, die unabhängig voneinander tätig werden müssen, Sicherungen eingebaut hat, die sonst im Gutachterwesen ganz unbekannt sind.

Aus der Gutachtenpraxis im Kontext der Strafgerichtsbarkeit sind die methodischen Schwierigkeiten der retrospektiven Beurteilung der sogenannten Tatzeitpersönlichkeit hinlänglich bekannt. Bei der Beurteilung einer transsexuellen Entwicklung spielt neben den phänomenologisch-symptomatischen und strukturellen Gesichtspunkten der Kontinuitätsaspekt eine herausragende Rolle, und dieser Aspekt kann gewöhnlich am besten anhand längerer Verlaufsbeobachtung bzw. -begleitung eingeschätzt werden, weshalb Behandler, die einen Patienten schon lange kennen, aller Wahrscheinlichkeit nach in ihrer Beurteilung näher an der Realität sein werden als ein kurzfristiger Beobachter. Von daher ist zu empfehlen, daß zumindest eines der beiden Gutachten vom langfristig den Patienten Behandelnden eingeholt wird. Eine andere Sache ist es freilich, wenn therapeutische Gründe im Einzelfall dagegen sprechen, daß der Psychotherapeut gleichzeitig Gutachter ist; dann ist es natürlich sinnvoll, die Rollen zu trennen (vgl. dazu mehr in Kap. 3.2).

Immer wieder wird zu Recht beklagt, daß die Praxis der zunehmend punktuell und einzeitig vorgenommenen Begutachtungen nach TSG zu Fehlbeurteilungen führt, dies um so mehr, je häufiger Gutachter beauftragt werden, die überwiegend oder ausschließlich gutachterlich tätig sind und daher langfristige Verläufe gar nicht übersehen. Es wäre bedauerlich, wenn bei TSG-Begutachtungen schließlich das erreicht würde, was die Begutachtungspraxis im Kontext des Strafrechts schon lange beherrscht, nämlich daß Gutachter über Behandlungen entscheiden, von denen sie nichts verstehen, und Therapeuten behandeln, die nicht ausreichend über die rechtlichen Voraussetzungen und Folgen ihrer Behandlungen im Bilde sind.

Nach eigener Beobachtung in Fällen von Zweit- und Drittbegutachtung haben solche Gutachten regelmäßig einen negativ therapeutischen Effekt und fördern gewöhnlich bei demjenigen, dessen Antrag auf Vornamensänderung vom ersten Gutachter abgelehnt worden ist, keine Einsicht dafür, daß es sich lohnen könnte, die Absicht der Geschlechtsumwandlung nochmals zu überdenken. Im Gegenteil wird sie dann häufig um so hartnäckiger verfolgt. Manchmal wird ein Wohnungswechsel in einen anderen Amtsgerichtsbezirk oder gar in ein anderes Bundesland vorgenommen, nur um dort einen erneuten Versuch zu machen. Die Chance, sich mit den Gründen eines ablehnenden Gutachtens konstruktiv auseinanderzusetzen, ist dann vertan. Wenn die Untersuchungsergebnisse des Gutachters eine Beurteilung nahelegen, die nicht im Sinne des Antragstellers ausfällt, ist es deshalb sinnvoller, darüber ausführlich mit diesem zu sprechen und ihm gegebenenfalls auch eine langfristige Beratung oder Behandlung anzubieten, in deren Verlauf entweder der Gutachter zu einer anderen Einschätzung kommt oder der Antragsteller selbst seinen Antrag zurückzieht.

Gemeinhin wird die Konstanz und Geradlinigkeit transsexueller Entwicklungen überschätzt, und die konflikthaften Aspekte werden unterschätzt. Zurückzuführen ist dies auf eine Wechselwirkung zwischen den älteren medizinischen Fallbeschreibungen, die zur Legitimierung der nicht theoretisch abgeleiteten, sondern vielmehr pragmatisch begonnenen geschlechtsumwandelnden somatischen Behandlungen herhalten mußten, und der Anpassung von Patienten, die solche Behandlungen wollten. Aus Gründen der Arbeitsersparnis lassen viele Gutachter von den Antragstellern vorab Lebensläufe schreiben, die sich vergleichsweise stereotyp und stromlinienförmig lesen. Die »klassische Transsexuellenbiographie« ist der rekonstruktive und selbstaffirmative Lebensentwurf eines Menschen, der beim Leser (Gutachter) die Anerkennung als Transsexueller bewirken soll. In langfristigen Behandlungen stellen sich die Lebensläufe viel differenzierter und facettenreicher dar. Die wörtliche und unkommentierte Übernahme der stereotypen schriftlichen Lebensläufe in Gutachten füllt zwar Seiten, ersetzt aber nicht die konkrete Beurteilung des Einzelfalls. Zunehmend trifft der Zweit- und Drittgutachter heute auf Erstgutachten von behandlungsunerfahrenen Erstgutachtern, die sich an Stereotypien über die »klassische Transsexualität« orientieren und demzufolge zu Fehlbeurteilungen kommen, die Antragsstellern, die ihre biographische Entwicklung nicht stilisiert, sondern orientiert an dem, wie sie sie tatsächlich erlebten, vortragen, nicht gerecht werden.

8.2.2 Vornamensänderungsverfahren

Die Begutachtungen im Rahmen eines Antrags auf Vornamensänderung nach TSG sind für die Antragsteller in der Regel von viel weitreichender Bedeutung als Begutachtungen im Rahmen von Anträgen auf Personenstandsänderung, vor allem deshalb, weil die Gutachten aus Vornamensänderungsverfahren häufig umstandslos und ohne daß sie dazu Ausführungen enthielten, als Indikationsgutachten für somatische Behandlungen verwendet werden. Zu dieser Problematik wird, um Wiederholungen zu vermeiden, ausdrücklich auf Kapitel 4.2 verwiesen.

In Vornamensänderungsverfahren müssen die Gutachter drei Fragen beantworten, die sich auf die diagnostische Einschätzung, auf Anamnese und aktuelle Lebensgestaltung des Antragstellers und auf die prognostische Einschätzung beziehen.

Diagnostische Einschätzung

Im TSG ist die diagnostische Frage in einer Terminologie formuliert, die nicht dem Stand der fachwissenschaftlichen Diskussion entspricht. Gefragt wird dort, ob sich die antragstellende Person aufgrund ihrer »transsexuellen Prägung« nicht mehr dem in ihrem Geburtseintrag angegebenen, sondern dem anderen Geschlecht zugehörig empfindet. Der mißverständliche, aus der Verhaltensbiologie stammende Begriff der Prägung bezeichnet dort einen Vorgang, der mit einer lerntheoretisch begründeten ätiologischen Vorstellung verknüpft ist, wie sie für die Entwicklung der Transsexualität nicht hinreichend belegt ist. Gutachter sollten sich statt dessen orientieren an den diagnostischen und differentialdiagnostischen Kriterien der ICD-10 und/oder des DSM-III-R und DSM-IV. Letzteres hat zwar den Begriff »Transsexualität« ganz fallen gelassen, die entsprechende Symptomatik ist dort aber weiterhin aufgeführt im Kapitel Geschlechtsidentitätsstörungen. Diese Änderung der Terminologie im DSM trägt der Erkenntnis Rechnung, daß die Diagnosen Transsexualität bzw. ausgeprägte Geschlechtsidentitätsstörung unabhängig von bestimmten Behandlungskonsequenzen gestellt werden können. Die Diagnose stützt sich auf die drei Pfeiler Phänomenologie, Struktur und Verlauf, wobei die Verlaufsbeurteilung im Hinblick auf differentialdiagnostische Ausschlußdiagnosen oft entscheidend, gleichzeitig aber auch am aufwendigsten ist, was die Beurteilung betrifft. ICD und DSM sind diagnostische Kriterienkataloge, die die strittigen Fragen der Ätiologie weitgehend ausklammern, was man unter verschiedenen Gesichtspunkten bedauern mag, was aber bei den Beurteilungen im Kontext des TSG eher hilfreich ist.

Einschätzung des Verlaufs

Der bereits in der diagnostischen Frage implizierte Verlaufsgesichtspunkt wird vom TSG eigens hervorgehoben, wiederum freilich in einer Terminologie, die von der fachwissenschaftlichen Diskussion abweicht. Zu beurteilen ist nämlich, ob die antragstellende Person »seit mindestens drei Jahren unter dem Zwang steht, ihren Vorstellungen entsprechend zu leben«. Mißverständlich ist hier der Begriff des Zwangs, der in der fachwissenschaftlichen Diskussion subjektives Leiden an einer Symptomatik voraussetzt, die der Patient als extrem störend und quälend empfindet und die er gerne loshaben möchte. Zum Zeitpunkt der Antragstellung haben sich die meisten mit ihrer transsexueller Symptomatik längst arrangiert, sie ist zu ihrer »natürlichen« Lebensform geworden, sie wollen daran nichts ändern, sondern vielmehr soziale Erleichterungen erhalten und in dieser Lebensform anerkannt werden. Als Zwang würden sie es im Gegenteil empfinden, wollte man ihnen abverlangen, wieder den ihrem Körpergeschlecht korrespondierenden Rollenerwartungen zu entsprechen. Beurteilt werden muß daher weniger ein im spezifisch psychiatrischen Sinne zwanghaftes Erleben und Verhalten als vielmehr die Zwangsläufigkeit einer Entwicklung, die in ein transsexuelles Symptomenbild mündete.

Die zeitliche Vorgabe von 3 Jahren ist eine vom Gesetzgeber willkürlich gesetzte Grenze, die über die diagnostischen Kriterien von ICD und DSM (dort sind es 2 Jahre) hinausgeht. In gewisser Weise konkurriert diese zeitliche Vorgabe auch mit dem im Kontext der diagnostischen Frage erwähnten Begriff der »Prägung«, der einen viel längeren Verlauf voraussetzt. Inhaltlich geht es darum, die Kontinuität, die stabilisierende Funktion und die Stabilität des transsexuellen Erlebens zu beurteilen. Eine Vornamensänderung soll nur ausgesprochen werden, wenn damit für den Antragsteller auch eine Lebenserleichterung verbunden ist und wenn zu erwarten ist, daß er damit zurechtkommen wird. Würden die Vornamensänderungsgutachten nicht häufig als Indikationsgutachten für somatische Behandlungen mißbraucht und verwechselten nicht selbst Gutachter und Krankenkassen die gutachterliche Aufgabe im zivilrechtlichen TSG-Verfahren mit der Aufgabe, die Indikation für bestimmte Behandlungen zu stellen, dann käme es bei der Beurteilung der Verlaufsfrage nicht zu so vielen Mißverständnissen, wie dies tatsächlich der Fall ist.

Manche Gutachter bestehen nämlich darauf, daß der Antragsteller schon seit mindestens 3 Jahren in der neuen Geschlechtsrolle gelebt hat, bevor sie eine Vornamensänderung befürworten, und in einzelnen solcher Gutachten ist dann auch die Begründung zu lesen, daß zum Beurteilungszeitpunkt die Indikation für eine hormonelle oder chirurgische Behandlung (noch) nicht gestellt werden kann. Damit konterkarieren sie aber die an die »kleine Lösung« des TSG geknüpften Absichten des Gesetzgebers, der damit gerade erst die Voraussetzungen schaffen wollte, aus dem bisherigen Versteckspiel vieler Transsexueller einen wirklichen Alltagstest zu machen, in dessen weiterem Verlauf die Indikationen für die somatischen Behandlungen unter realistischen Bedingungen geprüft werden können. Angemessener erscheint es vielmehr, der Beurteilung die Zwangsläufigkeit der transsexuellen Entwicklung in ihrem längerfristigen Verlauf zugrunde zu legen. Der Sinn des Alltagstests ist argumentativ, nicht autoritativ und unter Hinweis auf das TSG zu begründen. Es kommt nicht primär darauf an, ob es jemandem gelungen ist, bereits 3 Jahre lang im privaten und öffentlichen Bereich so zu leben, daß er/sie als Angehörige(r) des anderen Geschlechts in Erscheinung trat und in dieser Rolle akzeptiert wurde, sondern darauf, inwieweit die zwangsläufige transsexuelle Entwicklung die bisherige Lebensführung beeinträchtigte und immer noch beeinträchtigt. Es wäre widersinnig, wollte man das erfolgreiche Durchlaufen des Alltagstests zur Vorbedingung für die positive Beantwortung der Gutachtenfrage machen.

Ob es allerdings ratsam ist, daß Personen, die sich als transsexuell erleben, als ersten Schritt eine Vornamensänderung beantragen, noch bevor sie sich irgendwo fachkundig haben beraten lassen und eigene Schritte getan haben, sich in der gewünschten Geschlechtsrolle zu behaupten, ist eine andere Frage, und es ist eher zu bezweifeln. Einige kommen zur Begutachtung und haben bis dahin weder Freunde noch Kollegen oder Angehörige eingeweiht in ihr Vorhaben, können sich auch nicht vorstellen, von diesen jemals in der neuen Geschlechtsrolle anerkannt zu werden, und sie knüpfen an das amtsgerichtliche Verfahren die vage Hoffnung, daran etwas ändern zu können: wenn sie den Freunden, Kollegen und Angehörigen erst einmal den neuen Personalausweis unter die Nase halten können, dann könnten diese die Anerkennung nicht mehr verweigern. In solchen Situationen ist der Gutachter als Berater und Therapeut gefordert, um Autonomie und Selbstvertrauen zu fördern und autoritative Strukturen aufzuweichen. Wird dem Antragsteller statt dessen nur Monate nach der Untersuchung über das Gericht ein negatives Gutachten zugestellt, dann beläßt man ihn in seinem Elend.

Prognostische Einschätzung

Die prognostische Frage, ob »sich das Zugehörigkeitsempfinden zum anderen Geschlecht mit hoher Wahrscheinlichkeit nicht mehr ändern wird«, ist, wie dies für prognostische Fragen generell gilt, am schwierigsten zu beantworten. Lebensgeschichtlich früher Beginn, Progredienz und Kontinuität des symptomatischen Erlebens und Stabilität unter den Bedingungen des Alltagstests erhöhen die Wahrscheinlichkeit, während lebensgeschichtlich später Beginn und Fluktuationen des symptomatischen Erlebens und Verhaltens eher Zweifel begründen. Die Berücksichtigung der sozialen Kontakte des Antragstellers sowie der eigenen längerfristigen Arbeit mit ihm können bei der Beurteilung hilfreich sein, was erneut dafür spricht, wenigstens eines der Gutachten vom Behandler anzufordern, sofern dieser dazu bereit ist, überhaupt ein Gutachten zu erstatten.

8.2.3 Personenstandsänderungsverfahren

Im Personenstandsänderungsverfahren haben die Gutachter ebenfalls zu den im Abschnitt 8.2.2. genannten Gesichtspunkten Stellung zu nehmen. Hinzu kommen zwei weitere Fragen, nämlich nach der Fortpflanzungs(un)fähigkeit des Antragstellers und nach geschlechtsangleichenden chirurgischen Eingriffen. Sofern Vorgutachten aus einem vorausgegangenen Vornamensänderungverfahren vorliegen, kann daran angeknüpft werden, und der Aufwand für die Begutachtung ist dann meist gering. Ein nennenswerter Prozentsatz der Antragsteller überspringt aber das Vornamensänderungsverfahren und beantragt nach Behandlungsabschluß Vornamens- und Personenstandsänderung zugleich (Osburg & Weitze 1993). Dann sind die in dem Abschnitt 8.2.2. genannten Gesichtspunkte im Gutachten entsprechend ausführlich zu behandeln.

Fortpflanzungsunfähigkeit

Nach TSG kann das Gericht eine Personenstandsänderung nur vornehmen, wenn der Antragsteller dauernd fortpflanzungsunfähig ist. Bei genitalangleichenden Operationen bei MF-TS werden regelmäßig die männlichen Keimdrüsen und das männliche Genitale entfernt, womit diese Bedingung erfüllt ist. Die meisten FM-TS nehmen dagegen an ihren inneren weiblichen Geschlechtsorganen und Keimdrüsen weniger Anstoß, insbesondere dann nicht mehr, wenn die Regelblutungen durch Gabe männlicher Geschlechtshormone aufgehört haben. Ein zwingender Grund, Gebärmutter und Eierstöcke zu entfernen, ist nicht gegeben, auch wenn man es heute in Deutschland in fast allen Fällen der FM-Geschlechtsumwandlung macht. Dazu haben möglicherweise die Formulierungen des TSG beigetragen, daneben aber auch Unsicherheiten, wie sich eine lebenslange Gabe männlicher Geschlechtshormone auf die inneren weiblichen Geschlechtsorgane auswirkt (Krebsrisiko). Vielleicht spielt auch die Überlegung eine Rolle, daß es für einen FM-TS, der nach der Personenstandsänderung vielleicht schon mehrere Jahrzehnte als Mann gelebt hat, besonders schwierig sein dürfte, auf einer gynäkologischen Station behandelt zu werden, sollten später einmal wirklich Komplikationen an den inneren Geschlechtsorganen auftreten. International variiert jedenfalls die diesbezügliche Behandlungspraxis. Mehrjährige Behandlung mit männlichen Geschlechtshormonen oder Sterilisation werden von den Gerichten in der Regel nicht als ausreichende Grundlage für die Feststellung der dauernden Fortpflanzungsunfähigkeit akzeptiert.

Geschlechtsangleichende Operation

Als letzte vom Gutachter zu beurteilende Voraussetzung für eine Personenstandsänderung ist zu beurteilen, ob sich der Antragsteller einem die »äußeren Geschlechtsmerkmale verändernden operativen Eingriff« unterzogen hat, »durch den eine deutliche Annäherung an das Erscheinungsbild des anderen Geschlechts erreicht worden ist«.

Bei MF-TS ist dies regelmäßig durch Bildung einer Vulva und Vagina erreicht, wobei letztere für das Erscheinungsbild keine Rolle spielt, so daß im Prinzip Penis- und Hodensackentfernung und Anlage eines äußeren weiblichen Genitales genügen. Bei FM-TS genügt die chirurgische Brustentfernung. Nicht erforderlich sind Verschluß der Scheide und/oder Nachbildung eines männlichen Genitales. Zwar haben sich heute die Erfolgsaussichten für Eingriffe zur Konstruktion eines männlichen Genitales verbessert, und es sind relativ mehr FM-TS als in früheren Jahren, die sich solchen Operationen unterziehen, doch sind Aufwand und Komplikationsrisiken im Vergleich zum ästhetischen und funktionellen Gewinn noch viel zu groß, als daß diese Eingriffe regelhaft empfohlen werden könnten. In den vergangenen Jahren haben die Vertreter des öffentlichen Interesses (das sind je nach Bundesland die Staatsanwaltschaften oder die Regierungspräsidenten oder die Innenbehörden), die an TSG-Verfahren per Gesetz beteiligt sind, verschiedentlich versucht, Anträge von FM-TS auf Personenstandsänderung mit der Begründung abzulehnen, daß ohne männliches Genitale oder ein irgendwie geartetes Äquivalent keine deutliche Annäherung an das körperliche Erscheinungsbild des männlichen Geschlechts erreicht sei. Sie sind bisher in allen Instanzen unterlegen, und die Personenstandsänderungen wurden dennoch anerkannt. Auch die Forderung nach Scheidenverschluß, die in einem dieser Verfahren vom Vertreter des öffentlichen Interesses als Minimalvoraussetzung verlangt wurde, weil bei FM-TS sonst als Mann die Scheide noch als »Geschlechtswerkzeug« benutzen könnte, konnte sich nicht durchsetzen. Es ist zu begrüßen, daß hier die oberen Instanzen der Gerichte der schwierigen Situation der FM-TS Rechnung trugen und sich nicht von abstrakten Gleichheitsgrundsätzen verleiten ließen, den Gewinn, den das TSG für Transsexuelle gebracht hat, wieder auszuhöhlen.

8.2.4 Aufhebungen

Unter bestimmten in § 7 TSG genannten Bedingungen werden vorher ausgesprochene Vornamens- und Personenstandsänderungen unwirksam, die Vornamensänderung zum Beispiel, wenn die entsprechende Person ein Aufgebot bestellt und heiratet. Die Unwirksamkeitserklärung erfolgt dann von Amts wegen und ohne Beteiligung eines Gutachters.

Daneben können TSG-Entscheidungen auf Antrag der betreffenden Person wieder aufgehoben werden, wenn sich der Betreffende nicht länger seinem neuen, sondern wieder seinem alten Geschlecht zugehörig erlebt. Solche Anträge sind selten - in der eigenen Stichprobe von über 400 TSG-Gutachten waren es weniger als ein Prozent - und sie erfordern die Beiziehung von Gutachtern. Hier bedarf es einer besonders sorgfältigen Prüfung, damit nicht die Fehler der ersten Begutachtung (und Behandlung) wiederholt werden. Sofern die geringen Fallzahlen Verallgemeinerungen erlauben, scheinen Mängel der präoperativen Diagnostik und vor allem der Kontinuität der prä- und postoperativen psychiatrisch-psychotherapeutischen Behandlung ausschlaggebend für den tragischen Verlauf. Im Einzelfall kann eine Krisenintervention hilfreicher sein als eine erneute Begutachtung.

8.2.5 Kosten der Gutachten, Dauer der Begutachtung

In Handbüchern über Gutachten werden die finanziellen Aspekte von Begutachtungen meist vornehm übergangen. Da TSG-Verfahren zum Bereich freiwilliger Gerichtsbarkeit gehören, haben die Antragsteller die Kosten zu tragen. Darauf sollten sie bei Beginn der Begutachtung aufmerksam gemacht werden, auch über die Höhe der zu erwartenden Kosten. Viele könnten Prozeßkostenhilfe in Anspruch nehmen, weil ihre wirtschaftliche Position entsprechend schwach ist, werden aber weder in den Geschäftsstellen der Amtsgerichte noch von Gutachtern darauf aufmerksam gemacht. Im Interesse der Wirtschaftlichkeit sollten die Untersuchungen für die Erstellung von Gutachten so knapp wie möglich gehalten werden. Ein Grund zur stationären Aufnahme besteht regelmäßig nicht.

Bedenklich erscheint die Praxis einzelner Gerichte, einen Sachverständigen, dessen Gutachten vom Antragsteller als inkorrekt und die Exploration entstellt wiedergebend moniert wurde, zu einer ergänzenden Stellungnahme aufzufordern. In einem solchen Fall verdoppelten sich dadurch für den Antragsteller die Kosten, ohne daß die Dissonanzen aufgeklärt werden konnten, so daß ein weiterer Sachverständiger beauftragt werden mußte, der zusätzliche Kosten verursachte. Wenn zwei Gutachter zu unterschiedlichen Schlußfolgerungen kommen, sollten die Gerichte Mut zu eigenen Entscheidungen zeigen, denn nicht immer ist ein dritter Sachverständiger erforderlich; häufig genügt es schon, die Gutachten genau zu lesen, um deren Schwachstellen zu entdecken. Auch werden die meisten Antragsteller dem Gericht gegenüber ganz gut erläutern können, warum ein Gutachter ihren Antrag nicht befürwortete, und notfalls kann dann immer noch ein dritter Sachverständiger hinzugezogen werden.

Die Antragsteller haben ein Interesse, den Gerichtsbeschluß so bald wie möglich zu erhalten. Die meisten Amtsgerichte beauftragen deshalb die beiden im TSG vorgeschriebenen Sachverständigen parallel, was eine erhebliche Zeitersparnis bedeutet. Manche Gerichte warten aber erst den Eingang des ersten Gutachtens ab, bevor sie einen zweiten Sachverständigen beauftragen. Diese unnötige Verzögerung geht zu Lasten der Antragsteller und hindert sie, ihre ohnehin meist schwierigen sozialen Verhältnisse zu ordnen. Begründet mag es nur in solchen Fällen sein, in denen der Amtsrichter schon bei der ersten Anhörung erhebliche Zweifel bezüglich der Aussicht auf Erfolg hat, so daß er im wohlverstandenen Interesse des Antragstellers diesem Kosten für ein zweites Gutachten ersparen möchte, doch dürften entsprechende Konstellationen sehr selten sein.

Verzögern kann sich die Begutachtung aufgrund diagnostischer Unsicherheiten, die eine längerfristige Verlaufsbeobachtung, Beratung und notfalls auch Psychotherapie erforderlich machen, bevor einigermaßen sichere Schlußfolgerungen gezogen werden können. In solchen Fällen sollte der Gutachtenauftrag zurückgestellt und für die Psychotherapie der zuständige Kostenträger in Anspruch genommen werden.

Literatur

Osburg, S., Weitze, C. (1993): Betrachtungen über 10 Jahre Transsexuellengesetz. Recht & Psychiatrie 11, 94-107

Pfäfflin, F. (1994): Die Begutachtung der Transsexualität. In U. Venzlaff, K. Foerster (Hrsg.): Psychiatrische Begutachtung. Ein praktisches Handbuch für Ärzte und Juristen. Stuttgart, Jena, New York: Gustav Fischer, S. 621-638

8.3 Gutachten nach dem Transsexuellengesetz: Die Perspektive der Richter

Peter Kanstein

8.3.1 Gesetzliche Vorgaben

Das Gesetz über die Änderung der Vornamen und die Feststellung der Geschlechtszugehörigkeit in besonderen Fällen (Transsexuellengesetz - TSG) vom 10. September 1980 (BGBl. I S. 1654) wurde nach dem Beschluß des Bundesverfassungsgerichts vom 11. Oktober 1978 (BVerfGE 49, 286) nach heftiger Debatte und gemäß eines vom Vermittlungsausschuß empfohlenen Kompromisses vom Bundestag geschaffen, um der besonderen Situation Transsexueller Rechnung zu tragen.

Neben dem Verfahren, in dem nach geschlechtsanpassender Operation die Änderung der Geschlechtszugehörigkeit festgestellt und die Vornamen geändert werden können - sogenannte »große Lösung« -, hat der Gesetzgeber auch die Möglichkeit geschaffen, die Vornamen eines Transsexuellen zu ändern, ohne daß dieser sich zuvor einem operativen Eingriff unterzogen hat - sogenannte »kleine Lösung«. Die Voraussetzungen für diese »kleine Lösung«, die die soziale Anpassung erleichtern soll, sind in den §§ 1 bis 7 TSG geregelt.

In § 1 TSG heißt es:

»(1) Die Vornamen einer Person , die sich auf Grund ihrer transsexuellen Prägung nicht mehr dem in ihrem Geburtseintrag angegebenen, sondern dem anderen Geschlecht als zugehörig empfindet und seit mindestens drei Jahren unter dem Zwang steht, ihren Vorstellungen entsprechend zu leben, sind auf ihren Antrag vom Gericht zu ändern, wenn

1. sie Deutscher im Sinne des Grundgesetzes ist oder wenn sie als Staatenloser oder heimatloser Ausländer ihren gewöhnlichen Aufenthalt oder als Asylberechtigter oder ausländischer Flüchtling ihren Wohnsitz im Geltungsbereich dieses Gesetzes hat,

2. mit hoher Wahrscheinlichkeit anzunehmen ist, daß sich ihr Zugehörigkeitsempfinden zum anderen Geschlecht nicht mehr ändern wird, und

3. sie mindestens fünfundzwanzig Jahre alt ist.

(2) In dem Antrag sind die Vornamen anzugeben, die der Antragsteller künftig führen will.«

Für die »große Lösung« fordert § 8 TSG über die in § 1 Abs. 1 TSG oben aufgeführten Voraussetzungen hinaus, daß die antragstellende Person nicht verheiratet und fortpflanzungsunfähig ist und sich außerdem einem die äußeren Geschlechtsmerkmale verändernden operativen Eingriff unterzogen hat, durch den eine deutliche Annäherung an das Erscheinungsbild des anderen Geschlechts erreicht worden ist.

Mit Beschluß vom 16. März 1982 (BVerfGE 60, 123) erklärte das Bundesverfassungsgericht § 8 Abs. 1 Nr. 1 TSG insoweit für verfassungswidrig, als auch bei Erfüllung der übrigen gesetzlichen Voraussetzungen die gerichtliche Feststellung über die Änderung der ursprünglichen Geschlechtszugehörigkeit vor Vollendung des 25. Lebensjahres ausgeschlossen war. In dem Beschluß führen die Richter jedoch recht ausführlich aus, daß es sinnvoll und durchaus verfassungskonform wäre, für die Durchführung einer gechlechtsangleichenden Operation ein bestimmtes Alter der Transsexuellen zu verlangen, um sie daran zu hindern, sich durch eine vorschnelle Entscheidung einen irreversiblen Schaden zuzufügen.

Schließlich erklärte das Bundesverfassungsgericht am 26. Januar 1993 (1 BvL 38/92) auch bei der »kleinen Lösung« die Altersgrenze von 25 Jahren mit dem Gleichheitsgrundsatz für unvereinbar, so daß nunmehr jede volljährige einwilligungsfähige transsexuelle Person sowohl die Namensänderung als auch die Personenstandsänderung beantragen kann.

Das zuständige Amtsgericht muß zur Feststellung, ob die Voraussetzungen nach §§ 1 und 8 TSG vorliegen, die Gutachten von zwei Sachverständigen einholen, die aufgrund ihrer Ausbildung und beruflichen Erfahrung mit den besonderen Problemen der Transsexualität ausreichend vertraut sind. Die Sachverständigen müssen unabhängig voneinander tätig werden. Die antragstellende Person ist vom Gericht persönlich zu hören. Die Anhörung durch einen ersuchten Richter, d.h. einem Richter, der mit der Entscheidung selbst nicht befaßt ist, sondern nur die Anhörung durchführt, ist unzulässig. Da bereits das gerichtliche Verfahren für die antragstellende Person von großer Tragweite ist, soll diese Anhörung noch vor Beauftragung der Sachverständigen erfolgen. Nach Rechtskraft der Entscheidung über die Vornamensänderung dürfen die zuvor geführten Vornamen nicht offenbart oder ausgeforscht werden. Die Vornamensänderung kann auf Antrag der betroffenen Person wieder aufgehoben werden; unter bestimmten Voraussetzungen wird sie unwirksam. Bei der Personenstandsänderung richten sich die vom Geschlecht abhängigen Rechte und Pflichten bei Rechtskraft der Entscheidung nach dem neuen Geschlecht. Das Ausforschungsverbot gilt hier entsprechend (§§ 5 und 10 TSG).

Grundlage für die gerichtliche Entscheidung ist das Ergebnis der persönlichen Anhörung und der Inhalt der beiden Sachverständigengutachten. Wünschenswert ist es deshalb auch, daß dem Gericht zur Vorbereitung des Anhörungstermins bereits ein ausführlicher Lebenslauf der antragstellenden Person vorliegt, aus dem sich insbesondere auch ergibt, seit wann sie sich dem anderen Geschlecht zugehörig fühlt und wie sich dies in der Vergangenheit geäußert hat.

Die Frage, ob danach ein Transsexualismus vorliegt oder ob es sich um eine temporäre oder partielle Störung der Geschlechtsidentität, um Transvestismus, um eine homosexuelle Entwicklung oder um eine Psychose handelt, ist für das Gericht kaum festzustellen. Die bei der persönlichen Anhörung gewonnenen Erkenntnisse sind für das Gericht aber dennoch bei der Beurteilung der Sachverständigengutachten von weitgehender Bedeutung. Transsexuelle streben danach, sich in der Geschlechtsrolle des gewünschten Geschlechts ausdrücken zu dürfen und akzeptiert zu werden. Sie leiden schwer unter dem

Widerspruch ihrer Anatomie, an einer Spaltung zwischen ihrem Körper, ihrem Bewußtsein und ihrem Geist. Viele von ihnen versuchen, dies dem Richter bei der persönlichen Anhörung verständlich zu machen. Sie beklagen die lange Verfahrensdauer und fragen, weshalb zwei Sachverständige benötigt werden. Sofern sie die Personen-standsänderung - die »große Lösung« - anstreben, verweisen sie häufig auch darauf, daß sie bereits vom Medizinischen Dienst der Krankenkassen begutachtet worden seien und sie sich bereits geschlechtsangleichenden Operationen unterzogen hätten bzw. daß solche geplant seien oder unmittelbar bevorstehen würden. Dennoch muß der Richter sie darauf hinweisen, daß sie sich zwei weiterer Begutachtungen unterziehen müssen.

In diesem Zusammenhang ist darauf hinzuweisen, daß es falsch wäre, die Begutachtung zur Vornamensänderung nach § 1 TSG wegen der angeblich geringeren Folgen als minderschweren Fall anzusehen. Bei den Vornamensänderungsgutachten nehmen die prognostischen Aspekte den größten Raum ein, während bei den Personenstandsänderungsgutachten zunächst das Ergebnis der Behandlung festzustellen und danach die Prognose zu stellen ist.

Bei der Vornamensänderung nach § 1 TSG soll eine Person mit tief und weit zurückliegender Störung der Geschlechtsidentität seit mindestens drei Jahren unter dem Zwang gestanden haben, ihren transsexuellen Wünschen entsprechend zu leben und dies auch praktiziert haben. Hier muß der Sachverständige also erkennen, ob Transsexualität vorliegt oder nicht. Er muß den Patienten über längere Zeit beobachten oder sich auf andere Weise - gegebenenfalls durch Rückfrage - bei einem Betreuer (Arzt oder Psychologe) Informationen verschaffen. Qualifizierte Betreuer (Ärzte oder Psychologen), auch wenn sie nicht, wie vom Gesetzgeber ursprünglich gewollt, von der Deutschen Gesellschaft für Sexualforschung als Sachverständige vorgeschlagen worden sind, können auch als Sachverständige herangezogen werden, wenn sie an anerkannten Kliniken arbeiten oder gearbeitet haben, in denen sie Behandlungserfahrungen mit Transsexuellen machen konnten, also mit den Problemen der Transsexualität ausreichend vertraut sind. Verlangt werden muß aber von jedem der Sachverständigen, daß er bereit ist, die Entwicklung über einen längeren Zeitraum zu beobachten und die gewonnenen Erkenntnisse insgesamt in dem Gutachten zu verwerten. Als Grundlage für das Gutachten reicht ein einmaliges Gespräch zwischen der transsexuellen Person und dem Sachverständigen nicht aus, da das Gericht aus einem solchen Gutachten die zu treffende Feststellung des Sachverständigen, daß die betroffene Person seit mindestens 3 Jahren unter dem Zwang steht, in der anderen Geschlechtsrolle zu leben, nicht nachzuvollziehen vermag.

Ist die Vornamensänderung bereits erfolgt und wird danach die Personenstandsänderung beantragt, so sollten im Normalfall zwei ergänzende, sich auf die Vorgutachten beziehende und diese ergänzende Zusatzgutachten zu § 1 TSG ausreichen.

Unabhängig von den Sachverständigengutachen nach dem TSG müssen der medizinische Dienst der Krankenkassen und auch der Operateur vor der Operation in eigener Verantwortung feststellen, ob eine transsexuelle Entwicklung vorliegt. Das Vornamensänderungsgutachten reicht dazu nicht aus. Nach einer Entscheidung des Bundessozialgerichts in Kassel aus dem Jahre 1987 (243-4-87/00135) kann Transsexualismus eine Krankheit im Sinne der RVO sein, muß aber nicht stets als solche angesehen werden.

8.3.2 Persönliche Überlegungen

Als ich 1985 nach über fünfzehnjähriger Tätigkeit als Strafrichter in die Vormundschaftsabteilung überwechselte, mußte ich mich u. a. auch mit den Verfahren nach dem TSG vertraut machen. Das Land Nordrhein-Westfalen hatte von der gesetzlichen Möglichkeit der Konzentration der TSG Verfahren Gebrauch gemacht und dem Amtsgericht in Dortmund die TSG Verfahren für den gesamten Bezirk des Oberlandesgerichts in Hamm übertragen. Die Verfahren warfen zunächst keine besonderen Probleme auf, da sie weitgehend als normale, etwas aufwendigere Standesamtssachen anzusehen waren. Erst als gegen Ende der achtziger Jahre die Antragssteller/innen immer jünger wurden, sie noch nicht sehr lange in der neuen Rolle gelebt hatten und bei der Erstanhörung Unsicherheiten zu spüren waren, wurde aus der Anhörung auch eine Beratung.

Ich stellte fest, daß die Antragsteller/innen in zwei Gruppen eingeordnet werden konnten. Die eine war gut vorbereitet. Sie kam mit festen Zielvorstellungen und ärztlicherseits beraten. Die andere war schlecht oder gar nicht beraten und stieg nur zögernd in das Verfahren ein. Die erste Gruppe durchlief das Verfahren glatt; die zweite Gruppe ging häufig erst bei der zweiten Aufforderung zum Sachverständigen und zögerte das Verfahren hinaus. Es war weiterhin eine Unsicherheit zu spüren, deren Ursache in dem sehr aufwendigen, oftmals recht unpersönlichen Verfahren oder in der Persönlichkeit der betroffenen Person zu suchen war. Die Personen der ersten Gruppe hatten sich häufig bereits vor Beginn des gerichtlichen Verfahrens, teilweise über einen längeren Zeitraum, einer hormonellen Behandlung unterzogen und sich häufig einer Selbsthilfegruppe angeschlossen. Sie traten den Sachverständigen gegenüber selbstsicher auf und bewegten sich wie selbstverständlich in der neuen Rolle. Augenscheinlich bestand für sie ein Zwang, gemäß ihrer transsexuellen Prägung zu leben.

Entspricht ein solcher Zwang, der durch äußere Einflüsse - Hormone und intensive Beratung - möglicherweise gesteuert ist, noch der von Gesetzgeber geforderten frei von äußeren Zwängen getroffene Willensentscheidung? Es stellt sich für mich zunehmend die Frage, ob die hormonelle Behandlung Einfluß auf die persönliche Entscheidung hat, d.h. die Hormone nicht nur den Körper, sondern auch den Geist beeinflussen. Je deutlicher sich der Körper der neuen Persönlichkeit angepaßt hat, desto selbstverständlicher wird dies auch für die Seele. Eine eindeutige Antwort auf diese Frage ist mir bisher nicht gegeben worden. So schrieb z.B. eine große deutsche Firma, die Hormonpräparate produziert, auf eine entsprechende Frage: »Betonen müssen wir, daß wir mit unseren Hormonpräparaten auf diesem Gebiet leider keine Erfahrungen haben und deshalb nur auf die Literatur verweisen können«.

Ohne dies mit Hilfe der mir zur Verfügung stehenden Unterlagen beweisen zu können, fürchte ich, daß resultierend aus der Angabe einer transsexuellen Person, sie fühle sich in ihrer Geschlechtsrolle nicht mehr wohl und sei deshalb depressiv, häufig vorschnell gegengeschlechtliche Hormone verschrieben werden, ohne die erheblichen Nebenwirkungen einer solchen Medikation auf Körper und Geist zu beachten. In diesem Zusammenhang wird auch die Tatsache außer acht gelassen, daß nicht jede Störung der Geschlechtsidentität Transsexualismus ist, jedoch durch die Verabreichung der Hormone erreicht wird, daß der Behandelte durch die Wirkung der Medikation in die andere Geschlechtsrolle gedrängt wird. Hinzuweisen ist in diesem Zusammenhang außerdem auf den Einfluß jener Selbsthilfegruppen, versierten Anwälte und Psychologen, die aus falsch verstandener Hilfsbereitschaft heraus mit den betroffenen Personen trainieren, wie sie sich vor dem Richter oder dem Sachverständigen verhalten sollen, um ihr Begehren durchzusetzen.

Wird bekannt, daß Hormone zuvor über einen längeren Zeitraum verabreicht wurden oder eine unsachliche Beratung erfolgt ist, kommt den Gutachten eine besondere Bedeutung zu. Das Gericht wird besonderen Wert darauf legen festzustellen, wie sich der innere Zwang, in einer anderen Rolle zu leben, darstellt und worauf er beruht. International, z.B. teilweise in den USA und in Skandinavien, wird deshalb über die Einführung eines sogenannten Alltagstest nachgedacht. Danach sollte die betroffene Person **vor** dem Beginn einer Hormonbehandlung oder einer operativen Maßnahme mindestens ein Jahr lang in der sozialen Rolle des anderen Geschlechts unter Beobachtung des Gutachters leben und sich mit allen Konsequenzen erproben. Damit wird ausgeschlossen, daß durch einen vorschnelle Behandlung mit Hormonen eine Geschlechtsidentitätsstörung zum Transsexualismus erklärt wird.

Ein Alltagstest ist auch für den Sachverständigen wünschenswert, der in dieser Zeit die betroffene Person begleitet und sexualmedizinisch exploriert, um ihm größere Sicher-heit bei der Beurteilung zu geben. Es dürfte dann auch ein Sachverständiger ausreichen. Der Test könnte, wie die Trennungsfrist im Scheidungsverfahren, gesetzlich angeordnet und gerichtlich überwacht werden. Schwierigkeiten, die z.B. durch Polizei oder Zoll entstehen, könnten durch eine vorläufige Anordnung des Gerichts ausgeräumt werden.

Der Direktor des Amtsgericht in Göttingen hat nunmehr den Vorschlag unterbreitet, den § 4 Abs. 3 TSG etwa dahin abzuändern, daß das Gutachten mindestens eines Sachverständigen, der aufgrund seiner Ausbildung und seiner beruflichen Erfahrung mit den besonderen Problemen des Transsexualismus ausreichend vertraut ist, eingeholt werden müsse. Zur Begründung hat er ausgeführt, daß die bisher eingeholten Gutachten im Ergebnis in einem auffallend hohen Maße übereinstimmen würden, was auf die hohe Qualifikation der ausgewählten Sachverständigen zurückzuführen sei. Bei Hinzuziehung nur eines Sachverständigen könnte das Verfahren selbst erheblich beschleunigt und die Verfahrenskosten bzw. die Prozeßkostenhilfe infolgedessen gesenkt werden. Außerdem würden die Antragsteller einer geringeren Belastung ausgesetzt werden.

Nach dem weiter oben Ausgeführten kann jedoch bei der derzeitigen Gesetzeslage nicht auf den zweiten Sachverständigen verzichtet werden, wenn nicht gleichzeitig in Deutschland ein gerichtlich überprüfter Alltagstest eingeführt würde und sichergestellt wird, daß vorab keine gegengeschlechtliche Hormonbehandlung bzw. einseitig ausgerichtete psychologische Behandlung oder Beratung erfolgen darf. Wird die sogenannte »große Lösung« angestrebt, ist zu überlegen, ob nicht z.B. der Gutachter des Medizinischen Dienstes der Krankenkassen als einer der Sachverständigen auch im gerichtlichen Verfahren bestellt werden könnte.

Unter Berücksichtigung der bisher gewonnenen Erkenntnissen und der Rechtsprechung des Bundesverfassungsgericht sollte das gesamte TSG-Verfahren nochmals überdacht werden, da die Probleme, die Namens- und Personenstandsänderungen sowohl für die Betroffenen als auch für die beteiligten Gutachter und den entscheidenden Richter mit sich bringen, nicht ausreichend im Gesetz berücksichtigt worden sind.

Das TSG berechtigt den Richter nach Einholung entsprechender Gutachten, nicht nur die Änderung des Vornamens oder des Personenstandes eines Menschen im Geburtsregister zu verfügen, sondern überträgt ihm die Verantwortung für die Feststellung, daß die antragsstellende Person aus einer freien, von äußeren Zwängen geprägten Willensentscheidung heraus sich dem anderen Geschlecht als zugehörig empfindet und unter dem Zwang steht, in Zukunft in einer neuen Rolle zu leben.

Anhang A

Gesetz
über die Änderung der Vornamen
und die Feststellung der Geschlechtszugehörigkeit in besonderen Fällen
(Transsexuellengesetz - TSG)

Vom 10.September 1980

Der Bundestag hat mit Zustimmung des Bundesrates das folgende Gesetz beschlossen:

Erster Abschnitt
Änderung der Vornamen

§ 1
Voraussetzungen

(1) Die Vornamen einer Person, die sich auf Grund ihrer transsexuellen Prägung nicht mehr dem in ihrem Geburtseintrag angegebenen, sondern dem anderen Geschlecht als zugehörig empfindet und seit mindestens drei Jahren unter dem Zwang steht, ihren Vorstellungen entsprechend zu leben, sind auf ihren Antrag vom Gericht zu ändern, wenn

1. sie Deutscher im Sinne des Grundgesetzes ist oder wenn sie als Staatenloser oder heimatloser Ausländer ihren gewöhnlichen Aufenthalt oder als Asylberechtigter oder ausländischer Flüchtling ihren Wohnsitz im Geltungsbereich dieses Gesetzes hat,

2. mit hoher Wahrscheinlichkeit anzunehmen ist, daß sich ihr Zugehörigkeitsempfinden zum anderen Geschlecht nicht mehr ändern wird, und

3.sie mindestens fünfundzwanzig Jahre alt ist [1].

(2) In dem Antrag sind die Vornamen anzugeben, die der Antragsteller künftig führen will.

---

[1] Hinweis: Das Bundesverfassungsgericht hat am 26.1.1993 die Altersgrenze aufgehoben (siehe die Beiträge von Augstein und Kanstein)

§ 2
Zuständigkeit

(1) Für die Entscheidung über Anträge nach § 1 sind ausschließlich die Amtsgerichte zuständig, die ihren Sitz am Ort eines Landgerichts haben. Ihr Bezirk umfaßt insoweit den Bezirk des Landgerichts. Haben am Orte des Landgerichts mehrere Amtsgerichte ihren Sitz, so bestimmt die Landesregierung durch Rechtsverordnung das zuständige Amtsgericht, soweit nicht das zuständige Amtsgericht am Sitz des Landgerichts schon allgemein durch Landesrecht bestimmt ist. Die Landesregierung kann auch bestimmen, daß ein Amtsgericht für die Bezirke mehrerer Landgerichte zuständig ist. Sie kann die Ermächtigungen nach Satz 3 und 4 durch Rechtsverordnung auf die Landesjustiz-Verwaltung übertragen.

(2) Örtlich zuständig ist das Gericht, in dessen Bezirk der Antragsteller seinen Wohnsitz oder, falls ein solcher im Geltungsbereich dieses Gesetzes fehlt, seinen gewöhnlichen Aufenthalt hat; maßgebend ist der Zeitpunkt, in dem der Antrag eingereicht wird. Ist der Antragsteller Deutscher und hat er im Geltungsbereich dieses Gesetzes weder Wohnsitz noch gewöhnlichen Aufenthalt, so ist das Amtsgericht Schöneberg in Berlin zuständig; es kann die Sache aus wichtigen Gründen an ein anderes Gericht abgeben; die Abgabeverfügung ist für dieses Gericht bindend.

§ 3
Verfahrensfähigkeit, Beteiligte

(1) In Verfahren nach diesem Gesetz ist eine in der Geschäftsfähigkeit beschränkte Person zur Vornahme von Verfahrenshandlungen fähig. Für eine geschäftsunfähige Person wird das Verfahren durch den gesetzlichen Vertreter geführt. Der gesetzliche Vertreter bedarf für einen Antrag nach § 1 der Genehmigung des Vormundschaftsgerichts.

(2) Beteiligte des Verfahrens sind nur

1. der Antragsteller,
2. der Vertreter des öffentlichen Interesses.

(3) Der Vertreter des öffentlichen Interesses in Verfahren nach diesem Gesetz wird von der Landesregierung durch Rechtsverordnung bestimmt.

§ 4
Gerichtliches Verfahren

(1) Auf das gerichtliche Verfahren sind die Vorschriften des Gesetzes über die Angelegenheiten der freiwilligen Gerichtsbarkeit anzuwenden, soweit in diesem Gesetz nichts anderes bestimmt ist.

(2) Das Gericht hört den Antragsteller persönlich an.

(3) Das Gericht darf nach einem Antrag nach § 1 nur stattgeben, nachdem es die Gutachten von zwei Sachverständigen eingeholt hat, die auf Grund ihrer Ausbildung und ihrer beruflichen Erfahrung mit den besonderen Problemen des Transsexualismus ausreichend vertraut sind. Die Sachverständigen müssen unabhängig voneinander tätig werden, in ihren Gutachten haben sie auch dazu Stellung zunehmen, ob sich nach den Erkenntnissen der medizinischen Wissenschaft das Zugehörigkeitsempfinden des Antragstellers mit hoher Wahrscheinlichkeit nicht mehr ändern wird.

(4) Gegen die Entscheidung, durch die einem Antrag nach § 1 stattgegeben wird, steht den Beteiligten die sofortige Beschwerde zu. Die Entscheidung wird erst mit der Rechtskraft wirksam.

§ 5
Offenbarungsverbot

(1) Ist die Entscheidung, durch welche die Vornamen des Antragstellers geändert werden, rechtskräftig, so dürfen die zur Zeit der Entscheidung geführten Vornamen ohne Zustimmung des Antragstellers nicht offenbart oder ausgeforscht werden, es sei denn, daß besondere Gründe des öffentlichen Interesses dies erfordern oder ein rechtliches Interesse glaubhaft gemacht wird.

(2) Der frühere Ehegatte, die Eltern, die Großeltern und die Abkömmlinge des Antragstellers sind nur dann verpflichtet, die neuen Vornamen anzugeben, wenn dies für die Führung öffentlicher Bücher und Register erforderlich ist. Dies gilt nicht für Kinder, die der Antragsteller nach der Rechtskraft der Entscheidung nach § 1 angenommen hat.

(3) In dem Geburtseintrag eines leiblichen Kindes des Antragstellers oder eines Kindes, das der Antragsteller vor der Rechtskraft der Entscheidung nach § 1 angenommen hat, sind bei dem Antragsteller die Vornamen anzugeben, die vor der Rechtskraft der Entscheidung nach § 1 maßgebend waren; gleiches gilt für den Eintrag einer Totgeburt.

§ 6
Aufhebung auf Antrag

(1) Die Entscheidung, durch welche die Vornamen des Antragstellers geändert worden sind, ist auf seinen Antrag vor Gericht aufzuheben, wenn er sich wieder dem in seinem Geburtseintrag angegebenen Geschlecht als zugehörig empfindet.

(2) Die §§ 2 bis 4 gelten entsprechend. In der Entscheidung ist auch anzugeben, daß der Antragsteller künftig wieder die Vornamen führt, die er zur Zeit der Entscheidung, durch welche seine Vornamen geändert worden sind, geführt hat. Das Gericht kann auf Antrag des Antragstellers diese Vornamen ändern, wenn dies aus schwerwiegenden Gründen zum Wohl des Antragstellers erforderlich ist.

§ 7
Unwirksamkeit

(1) Die Entscheidung, durch welche die Vornamen des Antragstellers geändert worden sind, wird unwirksam, wenn

1. nach Ablauf von dreihundertzwei Tagen nach der Rechtskraft der Entscheidung ein Kind des Antragstellers geboren wird, mit dem Tag der Geburt des Kindes, oder

2. bei einem nach Ablauf von dreihundertzwei Tagen nach der Rechtskraft der Entscheidung geborenen Kind die Abstammung von dem Antragsteller anerkannt oder gerichtlich festgestellt wird, mit dem Tag, an dem die Anerkennung wirksam oder die Feststellung rechtskräftig wird, oder

3. der Antragsteller eine Ehe schließt, mit der Abgabe der Erklärung nach § 13 des Ehegesetzes.

(2) Der Antragsteller führt künftig wieder die Vornamen, die er zur Zeit der Entscheidung, durch die seine Vornamen geändert worden sind, geführt hat. Diese Vornamen sind

1. Im Fall des Absatzes 1 Nr. 1 und 2 in das Geburtenbuch, bei einer Totgeburt in das Sterbebuch,

2. im Fall des Absatzes 1 Nr. 3 in das im Anschluß an die Eheschließung anzulegende Familienbuch

einzutragen.

(3) In Fällen des Absatzes 1 Nr 1. kann das Gericht die Vornamen des Antragstellers auf dessen Antrag wieder in die Vornamen ändern, die er bis zum Unwirksamwerden der Entscheidung geführt hat, wenn festgestellt ist, daß das Kind nicht von dem Antragsteller abstammt, oder aus sonstigen schwerwiegenden Gründen anzunehmen ist, daß der Antragsteller sich weiter dem nicht seinem Geburtseintrag entsprechenden Geschlecht als zugehörig empfindet. Die §§ 2, 3, 4 Abs. 1, 2 und 4 sowie § 5 Abs. 1 gelten entsprechend.

Zweiter Abschnitt
Feststellung der Geschlechtszugehörigkeit

§ 8
Voraussetzungen

(1) Auf Antrag einer Person, die sich auf Grund ihrer sexuellen Prägung nicht mehr dem in ihrem Geburtseintrag angegebenen, sondern dem anderen Geschlecht als zugehörig empfindet und die seit mindestens drei Jahren unter dem Zwang steht, ihren Vorstellungen entsprechend zu leben, ist vom Gericht festzustellen, daß sie als dem anderen Geschlecht zugehörig anzusehen ist, wenn sie

1. die Voraussetzungen des § 1 Abs. 1 Nr. 1 bis 3 erfüllt [2],

2. nicht verheiratet ist,

3. dauernd fortpflanzungsfähig ist und

4. sich einem ihre äußeren Geschlechtsmerkmale verändernden operativen Eingriff unterzogen hat, durch den eine deutliche Annäherung an das Erscheinungsbild des anderen Geschlechts erreicht worden ist.

(2) In dem Antrag sind die Vornamen anzugeben, die der Antragsteller künftig führen will, dies ist nicht erforderlich, wenn seine Vornamen bereits auf Grund von § 1 geändert worden sind.

§ 9
Gerichtliches Verfahren

(1) Kann dem Antrag nur deshalb nicht stattgegeben werden, weil der Antragsteller sich einem seine äußeren Geschlechtsmerkmale verändernden operativen Eingriff noch nicht unterzogen hat, noch nicht dauernd fortpflanzungsunfähig ist oder noch verheiratet ist, so stellt das Gericht dies vorab fest. Gegen die Entscheidung steht den Beteiligten die sofortige Beschwerde zu.

(2) Ist die Entscheidung nach Absatz 1 Satz 1 unanfechtbar und sind die dort genannten Hinderungsgründe inzwischen entfallen, so trifft das Gericht die Entscheidung nach § 8. Dabei ist es an seine Feststellungen in der Entscheidung nach Absatz 1 Satz 1 gebunden.

(3) Die §§ 2 bis 4 und 6 gelten entsprechend, die Gutachten sind auch darauf zu erstrecken, ob die Voraussetzungen nach §8 Abs. 1 Nr. 3 und 4 vorliegen. In der Entscheidung auf Grund von § 8 und in der Endentscheidung nach Absatz 2 sind auch die Vornamen des Antragstellers zu ändern, es sei denn, daß diese bereits auf Grund von § 1 geändert worden sind.

---

[2] Hinweis: Das Bundesverfassungsgericht hat diesen Punkt am 16.3.1982 wegen der Altersgrenze in §1, Abs.1 für verfassungswidrig erklärt (siehe die Beiträge von Augstein und Kanstein)

§ 10
Wirkungen der Entscheidung

(1) Von der Rechtskraft der Entscheidung an, daß der Antragsteller als dem anderen Geschlecht zugehörig anzusehen ist, richten sich seine vom Geschlecht abhängigen Rechte und Pflichten nach dem neuen Geschlecht, soweit durch Gesetz nichts anderes bestimmt ist.

(2) § 5 gilt sinngemäß.

§ 11
Eltern-Kind-Verhältnis

Die Entscheidung, daß der Antragsteller als dem anderen Geschlecht zugehörig anzusehen ist, läßt das Rechtsverhältnis zwischen dem Antragsteller und seinen Eltern sowie zwischen dem Antragsteller und seinen Kindern unberührt, bei angenommenen Kindern jedoch nur, soweit diese vor Rechtskraft der Entscheidung als Kind angenommen worden sind. Gleiches gilt im Verhältnis zu den Abkömmlingen dieser Kinder.

§ 12
Renten und vergleichbare wiederkehrende Leistungen

(1) Die Entscheidung, daß der Antragsteller als dem anderen Geschlecht zugehörig anzusehen ist, läßt seine bei Rechtskraft der Entscheidung bestehenden Ansprüche auf Renten und vergleichbare wiederkehrende Leistungen unberührt. Bei der Umwandlung solcher Leistungen wegen eines neuen Versicherungsfalles oder geänderter Verhältnisse ist, soweit es hierbei auf das Geschlecht ankommt, weiter von den Bewertungen auszugehen, die den Leistungen bei Rechtskraft der Entscheidung zugrunde gelegen haben.

(2) Ansprüche auf Leistungen aus der Versicherung oder Versorgung eines früheren Ehegatten werden durch die Entscheidung, daß der Antragsteller als dem anderen Geschlecht zugehörig anzusehen ist, nicht begründet.

Dritter Abschnitt
Änderung von Gesetzen

§ 13
Änderung des Rechtspflegergesetzes

In § 14 des Rechtspflegergesetzes vom 5. November 1969 (BGBl.I S. 2065), zuletzt geändert durch § 174 Abs. 4 des Bundesberggesetzes vom 13. August 1980 (BGBl.I S. 1310), wird nach der Nummer 20 eingefügt:

»20a. die Genehmigung nach § 3 Abs. 1 Satz 3 sowie nach § 6 Abs. 2, Satz 1, § 7 Abs. 3 Satz 2 und § 9 Abs. 3 Satz 1, jeweils in Verbindung mit § 3 Abs. 1 Satz 3, des Gesetzes über die Änderung der Vornamen und die Feststellung der Geschlechtszugehörigkeit in besonderen Fällen vom 10. September 1980 (BGBI.I S. 654);«

§ 14
Änderung der Kostenordnung

In die Kostenordnung in der im Bundesgesetzblatt Teil III, Gliederungsnummer 361-1, veröffentlichten bereinigten Fassung, zuletzt geändert durch Artikel II § 32 Sozialgesetzbuch (SGB) - Verwaltungsverfahren - vom 18. August 1980 (BGBl.I S. 1469), wird nach §128 eingefügt:

»§ 128 a

Änderung der Vornamen und Feststellung der Geschlechtszugehörigkeit in besonderen Fällen

(1) In Verfahren nach dem Gesetz über die Änderung der Vornamen und die Feststellung der Geschlechtszugehörigkeit in besonderen Fällen vom 10. September 1980 (BGBl.I S. 1654) wird erhoben

1. das Doppelte der vollen Gebühr

a) Für die Änderung der Vornamen nach § 1 des Gesetzes,
b) für die Aufhebung der Entscheidung, durch welche die Vornamen geändert worden sind, nach § 6 des Gesetzes,
c) für die Feststellung, daß der Antragsteller als dem anderen Geschlecht zugehörig anzusehen ist, nach § 8 oder § 9 Abs. 2 des Gesetzes; eine nach Nummer 2 entstandene Gebühr wird angerechnet,
d) für die Aufhebung der Feststellung, daß der Antragsteller als dem anderen Geschlecht zugehörig anzusehen ist, nach § 9 Abs. 3 in Verbindung mit § 6 des Gesetzes;

2. Das Eineinhalbfache der vollen Gebühr

für die Feststellung nach § 9 Abs. 1 des Gesetzes.

(2) Der Geschäftswert bestimmt sich nach § 30 Abs. 2.«

§ 15
Änderung des Personenstandsgesetzes

Das Personenstandsgesetz in der im Bundesgesetzblatt Teil III, Gliederungsnummer 221-1, veröffentlichten bereinigten Fassung, zuletzt geändert durch Artikel 11 des Gesetzes vom

2. Juli 1976 (BGBl.I S. 1749), wird wie folgt geändert:

1. In § 30 Abs. 1 Satz 1 werden nach den Worten »der Personenstand« ein Komma und die Worte »die Angabe des Geschlechts« eingefügt.

2. An § 61 wird folgender Absatz 4 angefügt:
»(4) Sind bei einer Person auf Grund des Gesetzes über die Veränderung der Vornamen und die Feststellung der Geschlechtszugehörigkeit in besonderen Fällen vom 10. September 1980 (BGBl.I S. 1654) die Vornamen geändert oder ist festgestellt worden, daß diese Person als dem anderen Geschlecht zugehörig anzusehen ist, so darf nur Behörden und der betroffenen Person selbst Einsicht in den Geburtseintrag gestattet oder eine Personenstandsurkunde aus dem Geburtenbuch erteilt werden. Ist die betroffene Person in einem Familienbuch eingetragen, so gilt hinsichtlich des sie betreffenden Eintrags für die Einsichtnahme in das Familienbuch und für die Erteilung einer Personenstandsurkunde aus diesem Familienbuch Satz 1 entsprechend. Diese Beschränkungen entfallen mit dem Tod dieser Person; § 5 Abs. 1 und § 10 Abs. 2 in Verbindung mit § 5 Abs. 1 des Gesetzes über die Änderung der Vornamen und die Feststellung der Geschlechtszugehörigkeit in besonderen Fällen bleiben unberührt.«

3. In § 62 Abs. 1 Nr. werden nach den Worten »des Kindes« die Worte »und sein Geschlecht« eingefügt.

4. § 65 a wird wie folgt geändert:

a) Der bisherige Wortlaut wird Absatz 1.

b) Folgender Absatz 2 wird angefügt:

»(2) Wird im Fall des §61 Abs. 4 für die betroffene Person ein Familienbuch geführt, so kann auf Antrag des früheren Ehegatten, der Eltern, der Großeltern oder eines Abkömmlings ein Auszug aus dem Familienbuch erteilt werden, in den Angaben über die Änderung der Vornamen nicht aufgenommen werden.«

Vierter Abschnitt
Übergangs- und Schlußvorschriften

§ 16
Übergangsvorschrift

(1) Ist vor Inkrafttreten dieses Gesetzes auf Grund des § 47 des Personenstandsgesetzes wirksam abgeordnet, daß die Geschlechtsangabe im Geburtseintrag einer Person zu ändern ist, weil diese Person nunmehr als dem anderen Geschlecht zugehörig anzusehen ist, so gelten auch für diese Person die §§ 10 bis 12 dieses Gesetzes sowie § 61 Abs. 4 und § 65 a Abs. 2 des Personenstandsgesetzes in der Fassung des § 15 Nr. 2 und 4 dieses Gesetzes.

(2) Ist die Person im Zeitpunkt der gerichtlichen Anordnung verheiratet gewesen und ist ihre Ehe nicht inzwischen für nichtig erklärt, aufgehoben oder geschieden worden, so gilt die Ehe mit Inkrafttreten dieses Gesetzes als aufgelöst. Die Folgen der Auflösung bestimmen sich nach den Vorschriften über die Scheidung.

(3) Hat eine Person vor Inkrafttreten dieses Gesetzes bei dem nach § 50 des Personenstandsgesetzes zuständigen Gericht beantragt anzuordnen, daß die Geschlechtsangabe in ihrem Geburtseintrag zu ändern ist, weil diese Person nunmehr als dem anderen Geschlecht zugehörig anzusehen ist, und ist eine wirksame Anordnung bei Inkrafttreten des Gesetzes noch nicht ergangen, so hat das damit befaßte Gericht die Sache an das nach § 9 Abs. 3 in Verbindung mit § 2 dieses Gesetzes zuständige Gericht abzugeben; für das weitere Verfahren gelten die Vorschriften dieses Gesetzes.

§ 17
Berlin-Klausel

Dieses Gesetz gilt nach Maßgabe des § 13 Abs. 1 des Dritten Überleitungsgesetzes auch im Land Berlin.

Anhang B

Die Standards of Care der Harry-Benjamin-Gesellschaft

Einführung

Friedemann Pfäfflin

Seit über 20 Jahren werden in regelmäßigen Abständen internationale Symposien durchgeführt, bei denen Fachleute aus den unterschiedlichsten Disziplinen grundsätzliche und praktische Fragen der Transsexualität und angrenzender Gebiete miteinander diskutieren und neueste Forschungsergebnisse vorstellen. Anfänglich fanden diese Symposien ausschließlich in den USA statt, je einmal auch in Frankreich und den Niederlanden, zuletzt in Zusammenarbeit mit der Abteilung Psychotherapie der Universität Ulm im September 1995 in Kloster Irsee bei Kaufbeuren in Bayern.

Beim fünften internationalen Symposium, abgehalten im Februar 1977 in Norfolk, VA, USA, wurde ein Kommittee gewählt, dem zwei Aufgaben gestellt waren: Erstens sollten Behandlungsrichtlinien formuliert und zweitens sollte eine internationale Fachgesellschaft gegründet werden als ständiges Forum für die wissenschaftlichen, juristischen, ethischen, kulturellen, medizinischen und praktischen Fragen im Kontext der Transsexualität. Zwei Jahre, 1979, später wurde beim folgenden Symposium in San Diego, CA, USA, die Harry Benjamin International Gender Dysphoria Association, Inc. gegründet, benannt nach dem aus Berlin stammenden Arzt Dr. Harry Benjamin, der sich als erster systematisch der Erforschung und Behandlung der Transsexualität verschrieben und im Jahr 1966 die erste Monographie darüber veröffentlicht hatte (Benjamin 1966). Dem Andenken Benjamins, der 1986 im Alter von einhundertundein Jahren in New York gestorben war, sind viele Beiträge im ersten Heft des siebzehnten Jahrgangs (1988) der renommierten Fachzeitschrift Archives of Sexual Behavior gewidmet.

Zusammen mit der Gründung der Harry Benjamin International Gender Dysphoria Association, Inc., fiel die mit überwältigender Mehrheit erfolgte Verabschiedung der Behandlungsrichtlinien Standards of Care: The Hormonal and Surgical Sex Reassignment of Gender Dysphoric Persons, die seither mehrfach aktualisiert wurden und die schon vor ihrer Publikation in den Archives of Sexual Behavior (Walker et al. 1985) weltweit Anerkennung gefunden hatten. Im Zuge der Revisionen wurde ihnen inzwischen der Name Harry Benjamins vorgestellt (The Harry Benjamin Standards of Care etc.), um sie klar zu unterscheiden von neuerdings verbreiteten anderen Behandlungsrichtlinien, die hormonelle Behandlung und Geschlechtsumwandlungsoperationen auf bloßes Verlangen propagieren, ganz gleich, ob dies dem Patienten voraussichtlich nützen oder schaden wird.

Im folgenden sind The Harry Benjamin Standards of Care: The Hormonal and Surgical Sex Reassignment of Gender Dysphoric Persons in der derzeitg gültigen, zuletzt 1990 revidierten Fassung im Originaltext abgedruckt. Die Verabschiedung weiterer Überarbeitungen, vorgesehen für September 1995, wurde auf das 15. International Gender Dysphoria Symposium, das 1997 in Vancouver, BC, Kanada, stattfinden wird, verschoben. Es liegt zwar eine (unautorisierte) Übersetzung ins Deutsche vor, doch erscheint die Veröffentlichung des amerikanischen Originaltextes sinnvoller, weil viele Formulierungen der Leitlinien zugeschnitten sind auf die Verhältnisse des US-amerikanischen Gesundheitssystems und daher in deutscher Sprache und vor dem Hintergrund des hier gültigen Systems medizinischer Versorgung eher fremd klingen. Insbesondere gilt dies für die in den Standards aufgeführte Berufsgruppenbezeichnung des »Clinical Behavioral Scientist«, der die Indikation für geschlechtsangleichende Behandlungen stellen soll und der Berufsgruppen mitumfaßt, die nach dem nationalen Recht vieler anderer Länder nicht autorisiert sind, entsprechende Indikationen zu stellen. Dieser Hintergrund hat den weltweiten Einfluß der Standards zwar nicht behindert; er ist aber einer der wesentlichen Gründe, weshalb eine Aktualisierung dringend erforderlich ist. Denn nicht nur in Deutschland, sondern auch in vielen anderen Ländern galten schon lange zum Teil andere Regelungen als in den USA über den Zugang zu medizinischen Leistungen und die Berechtigung zu deren Anwendung. Inzwischen haben zahlreiche Länder Transsexuellengesetze erlassen, von denen manche auch erhebliche Auswirkungen auf den Behandlungsablauf haben (vgl. Will 1992 und Council of Europe 1995).

Neben dieser Angleichung an die internationale Rechtslage haben sich auch viele Erkenntnisse über Geschlechtsidentitätsstörungen und Transsexualität, die in den Standards aufgeführt sind, ebenso wie das praktische Vorgehen in der Behandlung und die »Behandlungsszene« verändert. Nationale (z. B. Diagnostic and Statistical Manual of the American Psychiatric Association [DSM]) und internationale (ICD) Klassifikationssysteme wurden in überarbeiteter Fassung neu aufgelegt und müssen berücksichtigt werden. Von einzelnen Selbsthilfeorganisationen Transsexueller werden manche Regelungen der Standards als zu rigide kritisiert, und es wurde ihnen daher, wie bereits erwähnt, die Forderung nach völlig beliebigem Zugang zu den somatischen Behandlungsmaßnahmen entgegengestellt. Umgekehrt werden in manchen Ländern bzw. an manchen klinischen Einrichtungen weit strengere Kriterien für die Zulassung zur somatischen geschlechtsangleichenden Behandlung angewandt als die ausdrücklich als Minimalkriterien bezeichneten Standards. Erwähnenswert ist nicht zuletzt, daß die Gliederung der Standards in 31 »principles«, 16 »standards« und »some additional explications« unübersichtlich, nicht immer konsistent und letztlich auch leserunfreundlich ist und neben der inhaltlichen auch der redaktionellen Überarbeitung bedarf.

Die notwendige Berücksichtigung aller dieser Gesichtspunkte für eine erneute Aktualisierung bedarf schließlich der eingehenden internationalen Diskussion, denn die Wirksamkeit von Leitlinien und Behandlungsrichtlinien hängt wesentlich davon ab, daß ein konsensfähiger Kompromiß gefunden wird, an dem sich alle Beteiligten dann auch orientieren. Daher sollte hier nichts übereilt werden. Sonderdrucke der hier abgedruckten Standards können angefordert werden bei der Geschäftsstelle der Harry Benjamin

International Gender Dysphoria Association, Inc.:

Executive Director Judy van Maasdam
3790 El Camino Real #251
Palo Alto, CA 94306, USA
Tel.: +1-415-322-2335
Fax: +1-415-322-3260

Literatur

Benjamin, H (1966): The Transsexual Phenomenon. New York: Julian Press

Coucil of Europe (1995): Transsexualism, medicine and law. Proceedings XXIIIrd Colloquy on European Law. Vrije Universiteit Amsterdam (Netherlands), 14-16 April 1993. Strasbourg: Council of Europe Publishing

Walker, PA, Berger, JC, Green, R, Laub, D, Peynolds, CL, Wollman, L (1985): Standards of Care: The Hormonal and Surgical Sex Reassignment of Gender Dysphoric Persons. Archives of Sexual Behavior 14, 79-80

Will, M (1992): »...ein Leiden mit dem Recht.« Zur Namens- und Geschlechtsänderung bei transsexuellen Menschen in Europa. Pfäfflin F, Junge A (Hrsg). Geschlechtsumwandlung. Abhandlungen zur Transsexualität. Stuttgart New York: Schattauer S.113-147

Standards of Care
The Harry Benjamin International Gender Dysphoria Association, Inc.
Revised Draft (1/90)

Original draft prepared by:
The founding committee of the Harry Benjamin International Gender Dysphoria Association, Inc.

Paul A. Walker, Ph.D. (Chairperson)
Jack C. Berger, M.D.
Richard Green, M.D.
Donald R. Laub, M.D.
Charles L. Reynolds, Jr., M.D.
Leo Wollman, M.D.

Standards of Care: The hormonal and surgical sex reassignment of gender dysphoric persons.

1. Introduction

As of the beginning of 1979, an undocumentable estimate of the number of adult Americans hormonally and surgically sex-reassigned ranged from 3,000 to 6,000. Also undocumentable is the estimate that between 30,000 and 60,000 USA citizens consider themselves to be valid candidates for sex reassignment. World estimates are not available. As of mid-1978, approximately 40 centers in the Western hemisphere offered surgical sex reassignment to persons having a multiplicity of behavioral diagnoses applied under a multiplicity of criteria.

In recent decades, the demand for sex reassignment has increased as have the number and variety of possible psychologic, hormonal, and surgical treatments. The rationale upon which such treatments are offered have become more complex. Varied philosophies of appropriate care have been suggested by various professionals identified as experts on the topic of gender identity. However, until the present, no statement of the standard of care to be offered to gender dysphoric patients (sex reassignment applicants) has received official sanction by any identifiable professional group. The present document is designed to fill that void.

2. Statement of Purpose

Harry Benjamin International Gender Dysphoria Association, Inc., presents the following as its explicit statement on the appropriate standards of care to be offered to applicants for hormonal and surgical sex reassignment.

3. Definitions

3.1. Standard of care. The standards of care, as listed below, are minimal requirements and are not to be construed as optimal standards of care. It is recommended that professionals involved in the management of sex reassignment cases use the following as minimal criteria for the evaluation of their work. It should be noted that some experts on gender identity recommend that the time parameters listed below should be doubled, or tripled. It is recommended that the reasons for any exceptions to these standards, in the management of any individual case, be very carefully documented. Professional opinions differ regarding the permissibility of, and the circumstances warranting, any such exception.

3.2. Hormonal sex reassignment. Hormonal sex reassignment refers to the administration of androgens to genotypic and phenotypic females, and the administration of estrogens and/or progesterones to genotypic and phenotypic males, for the purpose of effecting somatic changes in order for the patient to more closely approximate the physical appearance of the genotypically other sex. Hormonal sex-reassignment does not refer to the administration of hormones for the purpose of medical care and/or research conducted for the treatment or study of non-gender dysphoric medical conditions (e.g. aplastic anemia, impotence, cancer, etc.).

3.3. Surgical sex reassignment. Genital surgical sex reassignment refers to surgery of the genitalia and/or breasts performed for the purpose of altering the morphology in order to approximate the physical appearance of the genetically-other sex in persons diagnosed as gender dysphoric. Such surgical procedures as mastectomy, reduction mammoplasty, augmentation mammoplasty, castration, orchidectomy, penectomy, vaginoplasty, hysterectomy, salpingectomy, vaginectomy, oophorectomy and phalloplasty - in the absence of any diagnosable birth defect or other medically defined pathology, except gender dysphoria, are included in this category labeled surgical sex reassignment.
Non-genital surgical sex reassignment refers to any and all other surgical procedures of non-genital, or non-breast sites (nose, throat, chin, cheeks, hips, etc.) conducted for the purpose of effecting a more masculine apearance in a genetic female or for the purpose of effecting a more feminine appearance in a genetic male, in the absence of identifiable pathology which would warrant such surgery regardless of the patient's genetic sex (facial, injuries, hermaphroditism, etc.).

3.4. Gender Dysphoria. Gender Dysphoria herein refers to that psychological state whereby a person demonstrates dissatisfaction with their sex of birth and the sex role, as socially defined, which applies to that sex, and who requests hormonal and surgical sex reassignment. Gender dysphoria, herein, does not refer to cases of infant sex reassignment or reannouncement. Gender dysphoria, therefore, is the primary working diagnosis applied to any and all persons requesting surgical and hormonal sex reassignment.

3.5. Clinical behavioral scientist. * Possession of an academic degree in a behavioral science does not necessarily attest to the possession of sufficient training or competence to conduct psychotherapy, psychologic counseling, nor diagnosis of gender identity problems. Persons recommending sex reassignment surgery or hormone therapy should have documented training and experience in the diagnosis and treatment of a broad range of psychological conditions. Licensure or certification as a psychological therapist or counselor does not necessarily attest to competence in sex therapy. Persons recommending sex reassignment surgery or hormone therapy should have the documented training experience to diagnose and treat a broad range of sexual conditions. Certification in sex therapy or counseling does not necessarily attest to competence in the diagnosis and treatment of gender identity conditions or disorders. Persons recommending sex reassignment surgery or hormone therapy should have proven competence in general psychotherapy, sex therapy, and gender counseling/therapy.
Any and all recommendations for sex reassignment surgery and hormone therapy should be made only by clinical behavioral scientists possessing the following minimal documentable credentials and expertise:

3.5.1. A minimum of a Masters Degree in a clinical behavioral science, granted by an institution of education accredited by a national or regional accrediting board.

3.5.2. One recommendation, of the two required for sex reassignment surgery, must be made by a person possessing a doctoral degree (e.g. Ph.D., Ed.D., D.Sc., D.S.W., Psy.D., or M.D.) in a clinical behavioral science, granted by an institution of education accredited by a national or regional accrediting board.

3.5.3. Demonstrated competence in psychotherapy as indicated by a license to practice medicine, psychology, clinical social work, marriage and family counseling, or social psychotherapy, etc., granted by the state of residence. In states where no such appropriate license board exists, persons recommending sex reassignment surgery or hormone therapy should have been certified by a nationally known and reputable association based on education and experience criteria, and, preferably, some form of testing (and not simply on membership received for dues paid) as an accredited or certified therapist/counselor (e.g. American Board of Psychiatry and Neurology, Diplomate in Psychology from the American Board of Professional Psychologists, Certified Clinical Social Workers, American Association of Marriage and Family Therapists, American Professional Guidance Association, etc.).

---

* The drafts of these Standards of Care dated 2/79 and 1/80 require that all recommendations for hormonal and/or surigical sex reassignment be made by licensed psychologists or psychiatrists. That requirement was rescinded, and replaced by the definition in section 3...5, in 3/81.

3.5.4. Demonstrated specialized competence in sex therapy and theory as indicated by documentable training and supervised clinical experience in sex therapy (in some states professional licensure requires training in human sexuality; also, persons should have approximately the training and experience as required for certification as a Sex Therapist or Sex Counselor by the American Association of Sex Educators, Counselors and Therapists, or as required for membership in the Society for Sex Theapy and Research). Continuing education in human sexuality and sex therapy should also be demonstrable.

3.5.5. Demonstrated and specialized competence in therapy, counseling, and diagnosis of gender identity disorders as documentable by training and supervised clinical experience, along with continuing education.

The behavioral scientists recommending sex reassignment surgery and hormone therapy and the physician and surgeon(s) who accept those recommendations share responsibility for certifying that the recommendations are made based on competency indicators as described above.

4. Principles and Standards

Introduction

4.1.1. **Principle 1.** Hormonal and surgical sex reassignment is extensive in its effects, is invasive to the integrity of the human body, has effects and consequences which are not, or are not readily, reversible, and may be requested by persons experiencing short-termed delusions or beliefs which may later be changed and reversed.

4.1.2. **Principle 2.** Hormonal and surgical sex reassignment are procedures requiring justification and are not of such minor consequence as to be performed on an elective basis.

4.1.3. **Principle 3.** Published and unpublished case histories are known in which the decision to undergo hormonal and surgical sex reassignment was, after the fact, regretted and the final results of such procedures proved to be psychologically dehabilitating to the patients.

4.1.4. **Standard 1.** Hormonal and/or surgical* sex reassignment on demand (i.e., justified simply because the patient has requested such procedures) is contraindicated. It is herein declared to be professionally improper to conduct, offer, administer or perform hormonal sex reassignemnt and/or surgical sex reassignment without careful evaluation of the patient's reasons for requesting such services and evaluation of the beliefs and attitudes upon which such reasons are based.

---

* The present standards provide no guidelines for the granting of non-genital/breast cosmetic or reconstructive surgery. The decision to perform such surgery is left to the patient and surgeon. The orginal draft of this document did recommend the following however (rescinded 1/80): "Non-genital sex reassignment (facial, hip, limb, etc.) shall be preceded by a period of at least 6 months during which time the patient lives full-time in the social role of the genetically other sex."

4.2.1. **Principle 4.** The analysis or evaluation of reasons, motives, attitudes, purposes, etc., requires skills not usually associated with the professional training of persons other than clinical behavioral scientists.

4.2.2. **Principle 5.** Hormonal and/or surgical sex reassignment is performed for the purpose of improving the quality of life as subsequently experienced and such experiences are most properly studied and evaluated by the clinical behavioral scientist.

4.2.3. **Principle 6.** Hormonal and surgical sex reassignment are usually offered to persons, in part, because a psychiatric/psychologic diagnosis of transsexualism (see DSM-III, section 302.5X), or some related diagnosis, has been made. Such diagnoses are properly made only by clinical behavioral scientists.

4.2.4. **Principle 7.** Clinical behavioral scientists, in deciding to make the recommendation in favor of hormonal and/or surgical sex reassignment, share the moral responsibility for that decision with the physician and/or surgeon who accepts that recommendation.

4.2.5. **Standard 2**. Hormonal and surgical (genital and breast) sex reassignment must be preceded by a firm written recommendation for such procedures made by a clinical behavioral scientist who can justify making such a recommendation by appeal to training or professional experience in dealing with sexual disorders, especially the disorders of gender identity and role.

4.3.1. **Principle 8.** The clinical behavioral scientist's recommendation for hormonal and/or surgical sex reassignment should, in part, be based upon an evaluation of how well the patient fits the diagnostic criteria for transsexualism as listed in the DSM-III-R category 302.50 to wit [1]:

"A. Persistent discomfort and sense of inappropriateness about one's assigned sex.
B. Persistent preoccupation for at least two years with getting rid of one's primary and secondary sex characteristics and acquiring the sex characteristics of the other sex.
C. The person has reached puberty."

This definition of transsexualism is herein interpreted not to exclude persons who meet the above criteria but who otherwise may, on the basis of their past behavioral histories, be conceptualized and classified as transvestites and/or effeminate male homosexuals or masculine female homosexuals.

4.3.2. **Principle 9.** The intersexed patient (with a documented hormonal or genetic abnormality) should first be treated by procedures commonly accepted as appropriate for such medical conditions.

[1] DSM-III-R Diagnostic and Statistical Manual of Mental Disorders (3rd revised edition) Washington, D.C., The American Psychiatric Association, 1987

4.3.3. **Principle 10.** The patient having a psychiatric diagnosis (e.g., schizophrenia) in addition to a diagnosis of transsexualism should first be treated by procedures commonly accepted as appropriate for such non-transsexual psychiatric diagnoses.

4.3.4. Standard 3. Hormonal and surgical sex reassignment may be made available to intersexed patients and to patients having non-transsexual psychiatric/psychologic diagnoses if the patient and therapist have fulfilled the requirements of the herein listed standards; if the patient can be reasonably expected to be habilitated or rehabilitated, in part, by such hormonal and surgical sex reassignment procedures; and if all other commonly accepted therapeutic approaches to such intersexed or non-transsexual psychiatrically/psychologically diagnosed patients have been either attempted, or considered for use prior to the decision not to use such alternative therapies. The diagnosis of schizophrenia, therefore, does not necessarily preclude surgical and hormonal sex reassignment.

Hormonal Sex Reassignment

4.4.1. **Principle 11.** Hormonal sex reassignment is both therapeutic and diagnostic in that the patient requesting such therapy either reports satisfaction or dissatisfaction regarding the results of such therapy.

4.4.2. **Principle 12.** Hormonal sex reassignment may have some irreversible effects (infertility, hair growth, voice deepening and clitoral enlargement in the female-to-male patient and infertility and breast growth in the male-to-female patient) and, therefore, such therapy must be offered only under the guidelines proposed in the present standards.

4.4.3. **Principle 13.** Hormonal sex reassignment should precede surgical sex reassignment as its effects (patient satisfaction or dissatisfaction) may indicate or contraindicate later surgical sex reassignment.

4.4.4. **Standard 4.*** The initiation of hormonal sex reassignment shall be preceded by recommendation for such hormonal therapy, made by a clinical behavioral scientist.

4.5.1. **Principle 14.** The administration of androgens to females and of estrogens and/or progesterones to males may lead to mild or serious health-threatening complications.

4.5.2. **Principle 15.** Persons who are in poor physical health, or who have identifiable abnormalities in blood chemistry, may be at above average risk to develop complications should they receive hormonal medication.

4.5.3. **Standard 5.** The physician prescribing hormonal medication to a person for the purpose of effecting hormonal sex reassignment must warn the patient of possible negative complications which may arise and that the physician should also make available to

* This standard, in the original draft, recommended that the patient must have lived successfully in the social/gender role of the genetically other sex for at least 3 months prior to the initiation of hormonal sex reassignment. This requirement was rescinded 1/80.

the patient (or refer the patient to a facility offering) monitoring of relevant blood chemistries and routine physical examinations including, but not limited to, the measurement of SGPT in persons receiving testosterone and the measurement of SGPT, bilirubin, triglycerides and fasting glucose in persons receiving estrogens.

4.6.1. **Principle 16.** The diagnostic evidence for transsexualism (see 4.3.1. above) requires that the clinical behavioral scientist have knowledge, independent of the patient's verbal claim, that the dysphoria, discomfort, sense of inappropriateness and wish to be rid of one's own genitals, have existed for at least two years.This evidence may be obtained by interview of the patient's appointed informant (friend or relative) or it may best be obtained by the fact that the clinical behavioral scientist has professionally known the patient for an extended period of time.

4.6.2. **Standard 6.** The clinical behavioral scientist making the recommendation in favor of hormonal sex reassignment shall have known the patient in a psychotherapeutic relationship for at least 3 months prior to making said recommendation.

Surgical (Genital and/or Breast) Sex Reassignment

4.7.1. **Principle 17.** Peer review is a commonly accepted procedure in most branches of science and is used primarily to ensure maximal efficiency and correctness of scientific decisions and procedures.

4.7.2. **Principle 18.** Clinical behavioral scientists must often rely on possibly unreliable or invalid sources of information (patients' verbal reports or the verbal reports of the patients' families and friends) in making clinical decisions and in judging whether or not a patient has fulfilled the requirements of the herein listed standards.

4.7.3. **Principle 19.** Clinical behavioral scientists given the burden of deciding who to recommend for hormonal and surgical sex reassignment and for whom to refuse such recommendations are subject to extreme social pressure and possible manipulation as to create an atmosphere in which charges of laxity, favoritism, sexism, financial gain, etc., may be made.

4.7.4. **Principle 20.** A plethora of theories exist regarding the etiology of gender dysphoria and the purposes or goals of hormonal and/or surgical sex reassignment such that the clinical behavioral scientist making the decision to recommend such reassignment for a patient does not enjoy the comfort or security of knowing that his or her decision would be supported by the majority of his or her peers.

4.7.5. **Standard 7.** The clinical behavioral scientist recommending that a patient applicant receive surgical (genital and breast) sex reassignment must obtain peer review, in the format of a clinical behavioral scientist peer who will personally examine the patient applicant, on at least one occasion, and who will, in writing state that he or she concurs with the decision of the original clinical behavioral scientist. Peer review (a second opinion) is not required for hormonal sex reassignment. Non-genital/breast surgical sex reassignment does not require the recommendation of a behavioral scientist. At least one of the two behavioral scientists making the favorable recommendation for surgical (genital and breast) sex reassignment must be a doctoral level clinical behavioral scientist.*

4.8.1. **Standard 8.** The clinical behavioral scientist making the primary recommendation in favor of genital (surgical) sex reassignment shall have known the patient in a psychotherapeutic relationship for at least 6 months prior to making said recommendation. That clinical behavioral scientist should have access to the results of psychometric testing (including IQ testing of the patient) when such testing is clinically indicated.

4.9.1. **Standard 9.** Genital sex reassignment shall be preceded by a period of at least 12 months during which time the patient lives full-time in the social role of the genetically other sex.

4.10.1. **Principle 21.** Genital surgical sex reassignment includes the invasion of, and the alteration of, the genitourinary tract. Undiagnosed pre-existing genitourinary disorders may complicate later genital surgical sex reassignment.

4.10.2. **Standard 10.**** Prior to genital surgical sex reassignment a urological examination should be conducted for the purpose of identifying and perhaps treating abnormalities of the genitourinary tract.

4.11.1 **Standard 11.** The physician administering or performing surgical (genital) sex reassignment is guilty of professional misconduct if he or she does not receive written recommendations in favor of such procedures from at least two clinical behavioral scientists; at least one of which is a doctoral level clinical behavioral scientist and one of whom has known the patient in a professional relationship for at least 6 months.

Miscellaneous

4.12.1. **Principle 22.** The care and treatment of sex reassignment applicants or patients often causes special problems for the professionals offering such care and treatment. These special problems include, but are not limited to, the need for the professional to cooperate with education of the public to justify his or her work, the need to document the case history perhaps more completely than is customary in general patient care, the need to respond to multiple, nonpaying, service applicants and the need to be receptive and responsive to the extra demands for services and assistance often made by sex reassignment applicants as compared to other patient groups.

4.12.2. **Principle 23.** Sex reassignment applicants often have need for post-therapy (psychologic, hormonal, and surgical) follow-up care for which they are unable or unwilling to pay.

---

* In the original and 1/80 version of these standards, one of the clinical behavioral scientists was required to be a psychiatrist.That requirement was rescinded in 3/81.

** The requirement was rescined 1/90.

4.12.3. **Principle 24.** Sex reassignment applicants often are in a financial status which does not permit them to pay excessive professional fees.

4.12.4. **Standard 12.** It is unethical for professionals to charge sex reassignment applicants "whatever the traffic will bear" or excessive fees far beyond the normal fees charged for similar services by the professional. It is permissible to charge sex reassignment applicants for services in advance of the tendering of such services even if such an advance fee arrangement is not typical of the professional's practice. It is permissible to charge patients, in advance, for expected services such as post-therapy follow-up care and/or counseling. It is unethical to charge patients for services which are essentially research and which services do not directly benefit the patient.

4.13.1. **Principle 25.** Sex reassignment applicants often experience social, legal and financial discrimination not known, at present, to be prohibited by federal or state law.

4.13.2. **Principle 26.** Sex reassignment applicants often must conduct formal or semiformal legal proceedings (i.e., in-court appearances against insurance companies or in pursuit of having legal documents changed to reflect their new sexual and genderal status, etc.).

4.13.3. **Principle 27.** Sex reassignment applicants, in pursuit of what are assumed to be their civil rights as citizens, are often in need of assistance (in the form of copies of records, letters of endorsement, court testimony, etc.) from the professionals involved in their case.

4.13.4. **Standard 13.** It is permissible for a professional to charge only the normal fee for services needed by a patient in pursuit of his or her civil rights. Fees should not be charged for services for which, for other patient groups, such fees are not normally charged.

4.14.1. **Principle 28.** Hormonal and surgical sex reassignment has been demonstrated to be a rehabilitative, or habilitative, experience for properly selected adult patients.

4.14.2. **Principle 29.** Hormonal and surgical sex reassignment are procedures which must be requested by, and performed only with the agreement of, the patient having informed consent. Sex reannouncement or sex reassignment procedures conducted on infantile or early childhood intersexed patients are common medical practices and are not included in or affected by the present discussion.

4.14.3. **Principle 30.** Sex reassignment applicants often, in the pursuit of sex reassignment, believe that hormonal and surgical sex reassignments have fewer risks than such procedures are known to have.

4.14.4. **Standard 14.** Hormonal and surgical sex reassignment may be conducted or administered only to persons obtaining their legal majority (as defined by state law) or to persons declared by the courts as legal adults (emancipated minors).

4.15.1. **Standard 15.** Hormonal and surgical sex reassignment may be conducted or administered only after the patient applicant has received full and complete explanations, preferably in writing, in words understood by the patient applicant, of all risks inherent in the requested procedures.

4.16.1. **Principle 31.** Gender dysphoric sex reassignment applicants and patients enjoy the same rights to medical privacy as does any other patient group.

4.16.2. **Standard 16.** The privacy of the medical record of the sex reassignment patient shall be safeguarded according to procedures in use to safeguard the privacy of any other patient group.

5. Explication

5.1. Prior to the initiation of hormonal sex reassignment:

5.1.1. The patient must demonstrate that the sense of discomfort with the self and the urge to rid the self of the genitalia and the wish to live in the genetically other sex role have existed for at least 2 years.

5.1.2. The patient must be known to a clinical behavioral scientist for at least 3 months and that clinical behavioral scientist must endorse the patient's request for hormone therapy.

5.1.3. Prospective patients should receive a complete physical examination which includes, but is not limited to, the measurement of the SGPT in persons to receive testosterone and the measurement of SGPT, bilirubin, triglycerides and fasting glucose in persons to receive estrogens.

5.2. Prior to the initiation of genital or breast reassignment (penectomy, orchidectomy, castration, vaginoplasty, mastectomy, hysterectomy, oophorectomy, salpingectomy, vaginectomy, phalloplasty, reduction mammoplasty, breast amputation).

5.2.1. See 5.1.1., above.

5.2.2. The patient must be known to a clinical behavioral scientist for at least 6 months and the clinical behavioral scientist must endorse the patient's request for genital surgical sex reassignment.

5.2.3. The patient must be evaluated at least once by a clinical behavioral scientist other than the clinical behavioral scientist specified in 5.2.2. above and that second clinical behavioral scientist must endorse the patient's request for genital reassignment. At least one of the clinical behavioral scientists making the recommendation for genital sex reassignment must be a doctoral level clinical behavioral scientist.

5.2.4. The patient must have been successfully living in the genetically other sex role for at least one year.

5.3. During and after services are provided:

5.3.1. The patient's right to privacy should be honored.

5.3.2. The patient must be charged only appropriate fees and these fees may be levied in advance of services.

Sachverzeichnis